ÉTUDE CLINIQUE

SUR LES

TROUBLES DE LA VUE

CHEZ LES

HYSTÉRIQUES ET LES HYSTÉRO-ÉPILEPTIQUES

PAR

Louis-Gédéon BARON,

Né à Port-au-Prince (Haïti),
Docteur en médecine de la Faculté de Paris,
Ancien répétiteur à l'Ecole-de-Médecine de Port-au-Prince,
Ex-externe des hôpitaux de Paris.

PARIS
P. ASSELIN, SUCCESSEUR DE BECHET JEUNE ET LABÉ
ÉDITEUR DES ARCHIVES GÉNÉRALES DE MÉDECINE
Place de l'École-de-Médecine,

1878

ÉTUDE CLINIQUE

SUR LES

TROUBLES DE LA VUE

CHEZ LES

HYSTÉRIQUES ET LES HYSTÉRO-ÉPILEPTIQUES

PAR

Louis-Gédéon BARON,

Né à Port-au-Prince (Haïti),
Docteur en médecine de la Faculté de Paris,
Ancien répétiteur à l'Ecole-de-Médecine de Port-au-Prince,
Ex-externe des hôpitaux de Paris.

PARIS

ASSELIN, SUCCESSEUR DE BECHET JEUNE ET LABÉ

ÉDITEUR DES ARCHIVES GÉNÉRALES DE MÉDECINE
Place de l'École-de-Médecine,

1878

A M. LE DOCTEUR GALEZOWSKI

Si cette œuvre, cher maître, peut offrir quelque intérêt,
à vous seul en revient tout le mérite.

A LA MEMOIRE DE MA MÈRE

A MON EXCELLENT PÈRE

A MA BIEN-AIMÉE SŒUR LOZAMA BARON

A MES MAÎTRES EN HAÏTI

M. LE DOCTEUR J.-B. DEHOUX

Directeur de l'École de médecine de Port-au-Prince.

M. LE DOCTEUR LOUIS AUDAIN

Ancien Directeur de l'École de médecine de Port-au-Prince,
Sénateur de la République d'Haïti.

A M. OCTAVIUS RAMEAU

Ancien Ministre de l'instruction publique, de la justice et des cultes
(République d'Haïti).

Initiative et mise en pratique d'une idée généreuse et patriotique.
Témoignage de ma profonde reconnaissance.

A MES MAÎTRES A PARIS

M. LE DOCTEUR B. BALL

Professeur à la Faculté de médecine de Paris,
Médecin des hôpitaux.

M. ALPHONSE GUÉRIN

Chirurgien de l'Hôtel-Dieu,
Membre de l'Académie de Médecine,
Officier de la Légion d'honneur.

A M. CHARLES LAFORESTRIE

Ancien chargé d'affaires d'Haïti près le Gouvernement français.

Expression de ma vive reconnaissance pour les sentiments de bienveillance qu'il m'a toujours témoignés.

A M. DARIUS DENIS

Ancien Directeur du collége Geffrard,
Sénateur de la République d'Haïti.

A MON EXCELLENT AMI

LE DOCTEUR VAUGELLAS PIERRE-NOEL

Chirurgien de 1re classe attaché à l'hôpital militaire de Port-au-Prince.

ÉTUDE CLINIQUE

SUR

LES TROUBLES DE LA VUE

CHEZ LES

HYSTÉRIQUES ET LES HYSTÉRO-ÉPILEPTIQUES

Nous n'avons pas la prétention d'avoir dit le dernier mot sur un sujet tiré de l'hystérie, dont les manifestations sont si nombreuses et si variées. Nous nous en sommes occupé sur le conseil de M. le Dr Galezowski, et nous avons puisé nos renseignements, pour nous servir de l'expression du professeur, dans ce *musée vivant des maladies nerveuses* que M. Charcot a formé à la Salpêtrière, et qu'il ouvre avec tant de bienveillance à ceux qui veulent se livrer à des études et à des recherches.

Nous offrons ce travail à l'appréciation des observateurs; puisse-t-il être digne des savants maîtres qui ont déjà jeté tant de lumières sur la question.

HISTORIQUE.

Il est certain qu'à toutes les époques, les troubles de la vue survenus avec intensité chez les hystériques ont attiré l'attention des observateurs. Nous en trouvons la preuve dans ces paroles d'Hippocrate : *Visus obscuratio cum animi deliquio instantem convulsionem significant.*

Hippocrate signalait là un fait très-commun chez les hystériques, dans ces moments où un concours de phénomènes nerveux leur annonce l'approche d'une attaque. Ce sont de ces troubles de la vue qui parfois sont tellement accentués qu'ils constituent pour certaines malades le signe non douteux d'un accès d'hystérie. M. Landouzy cite des observations de Marteau, de Piso, de Favrot, de Mazade, de Macario où les malades annonçaient comme certaine l'explosion d'une attaque quand elles éprouvaient certains phénomènes oculaires.

A part ces cas, on ne tenait pas compte de ces troubles passagers de la vision précurseurs d'un accès, quand ils étaient légers, et l'observation n'avait pas révélé l'insensibilité d'une partie plus ou moins considérable du champ rétinien si fréquente dans l'hystérie. L'anesthésie rétinienne, qui est le plus souvent un des accidents permanents de la diathèse, n'a été considérée comme manifestation hystérique que depuis l'époque où les recherches cliniques ont été dirigées vers l'altération de la sensibilité générale et spéciale.

Si précédemment on voyait de ces cas rares, où une écité absolue survenait chez une hystérique, à la suite d'une attaque par exemple, c'était une complication n'ayant aucun rapport de cause à effet avec la diathèse. D'un autre côté, et dans le plus grand nombre des cas, les malades peu incommodées de l'insensibilité d'une partie même considérable de la rétine, dans un œil ou les deux yeux, ne s'en préoccupaient pas.

Pour ne parler que des principaux auteurs, M. Landouzy (1846) rapporte dans son traité deux cas d'amaurose hystérique qu'il aurait observés. Mais il semble n'en avoir fait mention que pour réfuter les conclusions de Hocken qui avait confondu les phénomènes visuels dûs à l'excitabilité rétinienne et ceux qui se rattachent à l'anesthésie. C'est en se frottant les yeux ou en se passant la main sur l'œil droit que l'une des malades dont il donne l'observation s'était aperçue elle-même d'une amaurose de l'œil gauche.

Brachet (1847) commence par établir, à l'article des sensations de son traité de l'hystérie, que les malades voient, entendent et sentent.

Il parle comme d'un fait exceptionnel et indépendant de la diathèse des amauroses périodiques qui pourraient s'y montrer.

On doit à M. Briquet (1859), qui a fait une analyse de l'hystérie en étudiant ses manifestations sous toutes leurs formes et tous leurs caractères, d'avoir rattaché à la maladie les troubles des facultés sensorielles et notamment ceux de la vue.

C'est à lui que revient l'honneur d'avoir posé le

jalon des études à faire sur l'anesthésie des organes des sens, dont il a établi la fréquence dans une statistique, sur l'amaurose, l'amblyopie hystérique, dont il a résumé les vrais caractères.

Depuis les travaux de M. Briquet, tous les auteurs qui se sont occupés de l'hystérie et de ses accidents, ont insisté sur l'amblyopie et l'amaurose, qui tiennent aujourd'hui une grande place dans l'histoire de la maladie.

Les thèses des docteurs Galezowski, Svynos et Apostoli ont avantageusement traité de la question. Nous renvoyons à notre index bibliographique pour les autres œuvres que l'on pourrait consulter à cet égard.

De nos jours, on doit à M. Charcot d'avoir communiqué une vive impulsion à l'étude de la névropathie oculaire chez les hystériques, avec le concours de MM. Galezowski et Landolt.

Depuis que l'éminent professeur a déterminé les lois suivant lesquelles se produisent les accidents de l'hystérie, affection prétendue protéiforme, les travaux de ces deux ophthalmologistes ont considérablement fait progresser cette étude.

SYMPTOMATOLOGIE.

Divisions. — Les auteurs qui se sont occupés des troubles de la vue chez les hystériques ont surtout insisté sur ceux qui dénotent une altération des fonctions de la rétine. On comprend que les troubles visuels de cet ordre ne pouvaient échapper à leurs observations, étant plus fréquents, le plus souvent permanents et parfois incommodes en ce qu'ils consistent en une perte de la vue plus ou moins considérable.

Des observations démontrent cependant que la rétine n'est pas le seul organe de l'œil qui peut être affecté dans l'hystérie.

D'abord, quand il s'agit de l'hystérie, posons ce fait qui est vrai pour toutes les affections d'origine centrale : les phénomènes oculaires ne dépendent pas d'une altération fonctionnelle locale, suite d'altération matérielle, ce n'est pas seulement la rétine qui se trouve incapable dans certains cas de transmettre à l'encéphale les impressions lumineuses; celui-ci se trouve aussi dans l'impossibilité de les percevoir, la rétine subit leur influence, l'altération fonctionnelle est plutôt descendante qu'ascendante.

Quand la modification fonctionnelle de l'innervation qui constitue l'hystérie occupe le cerveau, toutes les parties extrinsèques et intrinsèques de l'œil peuvent être atteintes. Comme elles concourent toutes à la vision distincte, un trouble apporté à l'innervation de l'une d'elles doit nécessairement entraîner un trouble de la vision.

D'après les observations que nous avons recueillies, nous avons remarqué que dans l'hystérie, les troubles de la vue peuvent dépendre d'altération nerveuse de trois parties :

1° Des muscles moteurs de l'œil.

2° Du système accomodateur.

3° De la rétine.

Il y a une dernière catégorie de phénomènes oculaires dont le siége ou le point de départ est exclusivement cérébral, provenant d'une surexcitation des parties de l'encéphale ou s'accomplit la vision, très-fréquente dans l'hystérie, dont M. Charcot a récemment déterminé la loi, nous voulons parler des hallucinations. Les illusions de la vue sont des phénomènes de même ordre.

Comme dans l'hystérie, les phénomènes nerveux, qu'il s'agisse de la motilité, de la sensibilité ou du centre de l'innervation, se présentent sous deux formes opposées, les troubles oculaires apparaîtront suivant les formes mêmes de ces phénomènes.

Ainsi, quand il s'agira de la motilité de l'œil, ce seront des phénomènes de spasme ou de paralysie, quand il s'agira de la sensibilité spéciale de cet organe, ce seront des phénomènes d'hyperesthésie ou d'anesthésie.

Pour les phénomènes d'origine centrale, à l'excitation passagère du centre de perception on peut opposer la dépression des parties cérébrales que caractérise le *coma* hystérique.

Troubles de la vue qui tiennent chez les hystériques aux muscles qui font mouvoir le globe de l'œil. — Strabisme. — Diplopie.

Comme tous les muscles des fonctions de relation, ceux de l'orbite peuvent subir des spasmes, des contractures, peut-être des paralysies, de façon à modifier dans le cours de la diathèse la direction de l'axe optiqu et déterminer ainsi un trouble de la vision qui est la *diplopie*.

Spasme des muscles de l'orbite. — Presque toutes les hystériques ou hystéro-épileptiques disent qu'elles voient les personnes et les objets se dédoubler dans les moments où l'hyperesthésie ovarienne, suivie de la boule, des palpitations cardiaques et d'autres troubles nerveux leur annonce l'explosion prochaine d'une attaque. Chez des hystéro-épileptiques du service de M. Charcot, la diplopie se manifestait au contraire pendant un ou deux jours après leurs attaques.

La diplopie dans les circonstances dont il s'agit, ne peut être rapportée qu'au spasme de l'un des muscles de l'orbite ou de tous pris ensemble, puisqu'elle survient par intervalle et s'accompagne quand elle se produit de ces troubles qui indiquent un état de surexcitation nerveuse.

Certaines malades éprouvent dans ces moments une sensation que l'on peut attribuer au spasme tonique des muscles moteurs de l'œil.

Il leur semble, que du côté où l'innervation est le plus affectée, le globe oculaire se projette en avant et veut sortir de l'orbite. Chez d'autres malades cette sensation ne se trouve pas au nombre des troubles nerveux de l'aura, elle est accompagnée d'accidents qui dénotent un état d'excitation permanente de l'innervation motrice et sensitive. (Observ. VIII).

Le spasme des muscles de l'œil s'accentue de plus

en plus avec les phénomènes nerveux prémonitoires d'une attaque d'hystérie ou d'hystéro-épilepsie, notamment avec ceux de l'accommodation, et se termine par les battements ou contractions spasmodiques des paupières qui précèdent immédiatement l'explosion de l'orage convulsif, tel que cela se voit chez toutes les hystériques.

Contracture des muscles de l'orbite. — C'est ordinairement pendant la période des convulsions toniques et cloniques d'une attaque d'hystéro-épilepsie que s'observe la contracture des muscles des deux yeux. On comprend que, dans ces moments, il est impossible de savoir si la malade éprouve des troubles de la vue. On voit le globe oculaire alternativement entraîné dans tous les sens, suivant les mouvements de la tête, de telle sorte que la prunelle se porte en haut et en bas, vers l'angle interne ou externe de l'œil et disparaît de moitié; ce sont de véritables mouvements conjugués des yeux et de la tête; en même temps se voient des contractions spasmodiques des pupilles qui se ferment et se dilatent.

Nous avons vu la contracture des muscles des deux yeux se produire à la suite d'une attaque, absolument de la même façon, chez une hystérique du service de M. Vulpian, à la Charité.

Cette contracture, après avoir duré quatre jours, avait disparu subitement. La malade présentait déjà de la contracture des muscles de tout le côté gauche et de l'hyperesthésie cutanée.

Observation I.

(Tirée de l'observation détaillée, dont nous devons la communication à la bienveillance de M. le professeur Vulpian).

Il s'agit de la nommée Clorinde J..., âgée de 21 ans, entrée le 2 juin 1877, dans le service de M. Vulpian, salle Sainte-Magdeleine, lit n° 15, à la Charité.

A l'âge de 15 ans, la malade a eu une grande frayeur à la suite de laquelle elle perdit connaissance. Depuis elle a eu, dans l'espace de six ans, cinq ou six attaques, toujours précédées de douleurs lancinantes dans la tête, de bourdonnements d'oreilles, s'arrêtant à la perte de connaissance. Au réveil, la malade ne gardait aucun souvenir de ce qui s'était passé et rendait une urine sanguinolente.

Elle était à Bruxelles à l'époque où, à la suite d'une attaque, le pied se tourna en varus équin très-marqué à gauche. On lui fit la ténotomie des fléchisseurs des orteils et du tendon d'Achille à l'hôpital Saint-Pierre de cette ville ; l'opération ne donna aucun résultat.

Admise le 20 septembre 1876 à la Charité, salle Sainte-Rose, service de M. Trélat, elle eut, en mars 1877, un commencement d'amélioration; elle commençait à se lever et à faire exécuter quelques mouvements à son pied et à ses orteils, quand M. Trélat tenta de réduire la déviation pendant le sommeil chloroformique. Il y eut, à la suite de cette tentative, une recrudescence des accidents. A la déviation du pied, plus fortement contracturé, s'ajouta la flexion forcée de la jambe sur la cuisse des deux côtés. La malade tomba dans un état de prostration qui s'augmentait en même temps que se généralisait la contracture.

Le cou, le bras droit, le poignet et les doigts étaient devenus raides au 2 juillet. Le 13 du même mois, c'était le tour des membres supérieurs gauches.

De septembre 1876 à février 1877, la malade eut, sur la partie antérieure des membres inférieurs gauches, plusieurs poussées d'une éruption affectant les formes et les caractères les plus variés et allant j'usqu'à l'ulcération. Cette éruption s'accompagnait d'une hyperesthésie très-intense. Les douleurs étaient, à un moment, si vives, que la malade réclamait l'amputation, et que M. Trélat dût prescrire des injections de morphine et de laudanum.

Quand au mois de juin la malade passa dans le service de M. Vulpian, on remarqua, avec la contracture des deux jambes, une hyperesthésie très-accentuée à droite et de l'anesthésie à gauche. Il en fut de même aux membres supérieurs quand le gauche ainsi que le droit se contracturèrent.

La contracture des membres, l'hyperesthésie cutanée, une douleur de tête intolérable nécessitant de fréquentes injections de morphine, avaient jeté la malade dans un état très-prononcé de prostration quand, le 19 décembre, on remarqua, après une attaque, que les yeux s'étaient convulsés.

Ce que nous avons vu concorde avec les renseignements de la fille de salle : les paupières étaient toujours fermées. Quand on les écartait, on voyait les cornées se porter en haut, en bas, vers les angles internes et externes des yeux, et restaient en un point environ 10 secondes. Les mouvements des yeux se faisaient dans le même sens, et il était impossible que les deux cornées se trouvassent dans la direction des axes optiques.

La malade, qu'une contracture de la langue empêchait de parler, faisait signe de s'écarter toutes les fois qu'on s'approchait d'elle avec une lumière.

Le 23 décembre, à 7 heures du matin, au dire de la fille de salle, Cl. J. poussa un cri d'étonnement, elle venait d'avoir un soulagement subit. Les muscles des deux yeux s'étaient relâchés tout d'un coup et par leurs mouvements obéissaient à sa volonté. Les deux yeux avaient repris la direction de leurs axes, la malade pouvait voir et distinguer ce qui se passait autour d'elle.

Le 24 décembre, jour où nous avons revu la malade, la lumière et le grand jour étaient encore insupportables, la douleur frontale était moindre.

Le strabisme a été observé dans la diathèse hystérique. Hélot, dans l'observation II de sa thèse inaugurale a rapporté un cas de strabisme convergent.

Mais il y a à considérer que le strabisme, comme la diplopie, peut tenir aussi bien à un spasme qu'à la paralysie des muscles de l'œil.

Le strabisme et la diplopie étant des phénomènes le plus souvent passagers ou susceptibles de se produire et de disparaître en très-peu de temps, on a rarement à en rechercher la cause.

Il ne serait pas cependant impossible que dans le cours de la diathèse hystérique, à la suite d'une attaque par exemple, les muscles de l'orbite fussent pris de paralysie. Dans ce cas, pour peu que la diplopie eût de la durée, on en rechercherait la cause au moyen d'un verre rouge.

Troubles visuels hystériques résultant d'une altération fonctionnelle de l'accommodation.

M. le professeur Galezowski vient récemment d'attirer l'attention sur un cas très-intéressant de myopie déterminée par la contracture permanente de l'iris et du muscle accommodateur chez une personne hystérique.

La malade qui a fait l'objet de l'observation que M. Galezowski a publiée à cet égard dans le n° du 19 janvier 1878 du Progrès médical, a été présentée à la conférence de M. le professeur Charcot du 23 décembre de l'année dernière. Dans cette réunion, l'éminent professeur, après avoir passé en revue les différents troubles de la vue que l'on peut rencontrer chez les hystériques, céda la parole à M. le docteur Galezowski qui fit une brillante démonstration du cas dont il s'agit.

La myopie causée par un spasme du muscle accommodateur et de l'iris chez une hystérique est un fait qui n'a pas encore été observé et qui probablement a dû passer inaperçu; il vient très-à-propos confirmerce que nous avons déjà dit, à savoir que l'innervation de l'une des parties essentielles de l'œil étant modifiée par la diathèse, il doit nécessairement en résulter un trouble de la vison.

La contracture du muscle accommodateur a pour effet de rendre le cristallin plus convexe, d'augmenter par conséquent la convergence des rayons lumineux qui ne peuvent plus atteindre le champ rétinien et y produire les images.

Ce n'est plus le cas d'un œil dont le diamètre antéro-postérieur serait congénitalement trop long et sur le fond duquel les images des objets éloignés ne se font pas, la situation de la rétine ne permettant pas aux rayons lumineux d'arriver jusqu'à elle. Mais il s'agit ici d'une myopie déterminée dans un œil emmétrope ou même hypermétrope, parce que la contracture du muscle accommodateur a augmenté la courbure du cristallin et conséquemment la convergence des rayons lumineux qui ne peuvent plus atteindre le fond d'un œil bien conformé ou même trop court.

On conçoit que la myopie sera relativement plus ou moins prononcée suivant qu'il s'agira d'un œil emmétrope ou hypermétrope et s'accentuerait dans le cas d'une myopie déjà existante. La démonstration qu'a faite le Dr Galezowski a été d'autant plus concluante qu'il s'agit d'une personne hypermétrope, antérieurement à sa maladie. C'est ce qui a été établi en consultant les antécédents de la malade et en dilatant la pupille d'un œil, pendant la démonstration, au moyen d'une goutte d'atropine.

Nous reproduisons textuellement ici l'observation que M. le docteur Galezowski a publiée sur ce cas dans le *Progrès médical* (n° du 19 janvier 1878). Ayant eu l'avantage de voir la malade et de l'examiner nous-même, nous ajouterons quelques renseignements que nous avons obtenus d'elle au point de vue des troubles visuels qu'elle a éprouvés.

Observation II.

Madame Emma, de Freschel, 38 ans, se présente à ma clinique, 26, rue Dauphine, le 9 octobre 1877. Elle est mariée et mère d'une jeune fille âgée de 20 ans. Depuis l'époque de ses couches jusqu'en ses dernières années, elle a été sujette à des crises nerveuses, que provoquaient les moindres incidents. Ces crises se caractérisaient par la sensation d'une boule, montant le long de l'estomac et amenant de tels étouffements, que, de douleur, la malade se déchirait la poitrine de ses ongles. Pendant ces crises, qui s'accompagnaient toujours, et alternativement, d'accès de rires ou de pleurs, la malade n'entendait et ne voyait plus rien ; elle perdait absolument connaissance.

Ces crises se représentaient d'ordinaire après la période de menstruation. Bientôt la malade sentit ses extrémités s'engourdir, ses articulations se raidirent, la partie inférieure des jambes devint enflée, et enfin il s'ensuivit un malaise général qui altéra un peu sa santé.

Il y a cinq ou six ans les accès de rire ou de pleurs qui accompagnaient les crises cessèrent. Depuis la malade n'a plus perdu connaissance, mais elle a souvent des faiblesses et des vertiges, surtout pendant la digestion. Depuis cette même époque, c'est-à-dire six années environ, elle a senti sa vue faiblir.

En même temps, elle a commencé à éprouver des douleurs à la jambe gauche sous forme d'éclairs, et qu'elle ne pouvait calmer qu'avec de l'eau froide. Ces accidents se compliquèrent d'une incontinence d'urine : toutes les nuits, pendant les époques, elle urinait dans son lit. Ces accidents ont cessé le 25 août dernier. Ce jour-là la malade venait de prendre son repas, lorsque, voulant se lever de table, elle sentit tout d'un coup sa jambe gauche engourdie et ne pouvant plus exécuter aucun mouvement.

Actuellement, cette dame boite considérablement de la jambe gauche, qui a repris un peu ses mouvements, grâce à l'électrisation qu'on lui a fait subir depuis cinq semaines. Le pied est légèrement dévié en dehors et il existe une contracture permanente dans les muscles fléchisseurs.

La sensibilité générale est affaiblie dans toute la moitié gauche du corps. La délimitation est facile à faire et correspond parfaitement à la ligne médiane du corps ; du côté gauche, on peut impunément enfoncer une épingle à deux millimètres de profondeur sans provoquer la moindre sensation. L'aile gauche du nez est insensible, tandis que l'aile droite ressent les coups d'épingle. Il en est de même pour les cornées : on peut promener le doigt sur la cornée gauche sans amener le moindre clignotement. Rien d'anormal dans les parties externes des yeux. On ne constate aucune sorte de paralysie des muscles moteurs. Seuls, les deux iris sont fortement contractés et forment des myosis tellement accentués, qu'on ne peut éclairer le fond de l'œil. L'acuité visuelle et le champ périphérique sont normaux ; on n'observe pas de scotômes ; la faculté chromatique est conservée.

En l'examinant pour la seconde fois, le 21 octobre dernier, nous avons pu constater que ses pupilles présentaient un diamètre de 2 millimètres. La malade accusait une myopie de 5,75 dioptrie, mais après avoir instillé une goutte d'atropine, nous avons obtenu une dilatation de 6 millimètres et une hypermétropie marquée, car ce n'est qu'avec un verre convexe de 1,25 de diophie qu'elle pouvait voir à distance.

Renseignements personnels. — Madame Defreschel éprouve fréquemment dans le cours de sa maladie, en dehors de toute attaque, dans des moments de calme, des tintements d'oreilles, (bruit de cloches), des battements des tempes surtout à gauche. Avec ces troubles coïncide la sensation d'un œil gauche devenu volumineux et faisant saillie hors de l'orbite.

De près comme de loin, mais surtout de près, en regardant un objet, elle fait des mouvements très-vifs de clignement et se passe très-souvent la main sur les paupières comme pour faire disparaître quelque chose qui l'empêche de voir. C'est un brouillard qui lui cache les personnes et les objets. Quand elle lit son journal, les lettres grossissent tout d'abord, puis ce sont des taches noires qui se mettent sur les mots et semblent les supprimer. Elle est forcée, après une ou deux minutes, d'abandonner sa lecture. Pouvant lire les caractères les plus fins de l'échelle typographique du docteur Galezowski, nous avons vu la malade, pour surmonter les difficultés qu'elle éprouve en lisant, donner à la tête une attitude toute particulière.

En lisant de l'œil gauche, où les troubles sont plus accentués, elle porte la tête à droite, le livre se trouve vers sa gauche et le globe oculaire est dirigé de ce côté.

Les troubles de la vue, que l'on peut rattacher chez les hystériques au système accommodateur, sont bien plus fréquents qu'on ne le pense.

Le cas de myopie hystérique qu'a présenté le docteur Galezowski constitue un phénomène ayant de la durée et que révèle une contrature permanente des iris coïncidant avec d'autres accidents hystériques de même nature.

Mais bien des malades chez lesquelles la rétine conserve l'intégrité de ses fonctions dans toute son étendue accusent des troubles de la vue que l'on ne peut rapporter qu'à l'accommodation et à la réfraction.

Ces malades, en lisant, voient les lettres grossir, puis les mots qui viennent après, la ligne qui suit celle qu'elles viennent de lire disparaissent spontanément. Parfois les lettres grossissent et se dédoublent. Parfois au contraire elles se rapetissent avant de disparaître. Il en est de même des objets qu'elles regardent. La figure d'une personne qu'elles voient habituellement peut prendre des proportions démesurées et causer leur effroi. Ces phénomènes se produisent généralement dans l'espace de quelques secondes à une ou deux minutes. Ils déterminent des clignotements. Les malades se passent instinctivement la main sur les paupières pour dissiper, disent-elles, les brouillards qui les empêchent de voir. Quand elles lisent, elles sont forcées de s'arrêter.

Comme on l'a vu, la malade du docteur Galezowski a accusé ces troubles oculaires qui coïncident presque toujours avec le spasme et la contracture des muscles des fonctions de relation, avec des bourdonnements ou des sifflements d'oreilles.

Chez certaines malades, ces phénomènes, que l'on peut attribuer au spasme du muscle accommodateur, ont de la durée et se produisent toutes les fois qu'il s'agit de fixer quelque chose, comme le démontre l'une des observations qui suivent : ils peuvent s'accompagner de spasme des muscles de l'orbite et coexistent avec la diplopie et les sensations lumineuses dûes à un état hyperesthésique de la rétine. Chez d'autres ils sont au nombre des troubles nerveux qui annoncent ou qui suivent une attaque d'hystérie ou d'hystéro-épilepsie.

M. le Dr Bourneville a eu la bienveillance de nous communiquer les deux premières observations que nour rapportons ci-après. Nous en avons tiré ce qui est nécessaire à notre sujet et y avons ajouté nos renseignements personnels pour ce qui a trait aux troubles oculaires.

Observation III.

Marie B..., âgée de 24 ans, lingère, est entrée le 8 août 1876, salle Sainte-Reine, service de M. Charcot, à la Salpêtrière.

Etant jeune, elle a eu plusieurs maladies, entre autres des convulsions qui n'ont pas reparu après l'âge de 5 ans.

A 13 ans et demi es règles se montrèrent pour la première fois. Depuis elles ont eté très-irrégulières jusqu'au 4 décembre 1875, époque à laquelle Marie B.... devait les revoir. Ce jour elle eut sa première attaque à la suite d'une émotion que lui avait causée les cris d'une voisine en proie à des convulsions. Pendant dix jours consécutifs elle eut des attaques semblables qui depuis ont presque toujours coïncidé avec l'apparition des règles. Observées à la Salpêtrière, ces attaques consistent en des convulsions toniques et cloniques des muscles des membres et de ceux de la face, sans délire, ni attitudes passionnelles.

En mai 1877, la sensibilité de tout le côté droit était abolie pour la peau comme pour les muqueuses, aucun stimulant ne pouvait la réveiller; sur tout le côté gauche il existait une analgésie qui s'est transformée en une anesthésie complète en octobre 1877, après une attaque.

Troubles de la vue (Renseignements personnels). — Marie B... a ses attaques ordinairement le soir, rarement dans la journée. Une attaque imminente s'annonce chez elle, une ou deux heures, parfois un ou deux jours même par les phénomènes suivants: Les objets qu'elle regarde, grossissent, prennent des proportions démesurées et ensuite se dédoublent. Parfois c'est tout le contraire, les objets qu'elle fixe se rapetissent de plus en plus et finissent par disparaître. La malade, quand elle fait de la couture, se trouve dans ces deux cas forcée de s'arrêter pour ne pas s'exposer à gâter son ouvrage ou à se piquer. Elle sent que tout ce qu'elle éprouve se passe surtout dans l'œil droit, c'est une remarque qu'elle nous a faite sans que nous lui ayons adressé une question à cet égard.

Quand les yeux ne sont portés sur aucun objet, des brouillards semblent se former et priver de temps en temps la malade de distinguer quoique ce soit autour d'elle. Dans ces moments elle se passe la main sur les paupières pour les dissiper.

Ces troubles de la vue, au dire de la malade, durent 2 ou 3 minutes, peuvent revenir jusqu'à 5 fois dans la journée et coïncident avec des battements des tempes, des sifflements d'oreilles, des étourdissements. Ils sont pour Marie B..., le plus sûr indice d'une attaque en voie de se produire.

La malade a attiré notre attention sur cette particularité : les troubles de la vue font suite à d'autres phénomènes qu'elle éprouve et qui sont ceux de l'aura, à savoir : douleur ovarienne, boule épigastrique, palpitations cardiaques, suffocation et sensation de la boule vers la gorge. L'aura peut s'arrêter là et la malade est sûre de ne pas tomber; mais toutes les fois qu'il se propage jusqu'à déterminer les troubles céphaliques, l'attaque a toutes les chances de se développer.

Observation IV.

Catherine Wend..., 23 ans, est entrée à la Salpêtrière, dans le service de M. Charcot, le 15 mai 1877.

Sa maladie commença quand elle avait 19 ans et demi, à la suite de discussions qu'elle aurait eues avec sa mère. Ce fut une première attaque nerveuse à la suite de laquelle la malade devint très-impressionnable et qui fut suivie d'un nombre considérable d'attaques semblables qui nécessitèrent dans l'espace des trois années, son admission à Lariboisière, à la Pitié, à Cochin, et définitivement à la Salpêtrière.

Elle a eu dans cet hospice de nombreuses attaques très-caractérisées d'hystéro-épilepsie.

Elle est ovarique double et insensible des deux côtés, elle a de l'incontinence d'urine. Elle présentait une chorée non rythmée et servit à la démonstration qu'en fit M. le professeur Charcot, à sa conférence du 11 novembre dernier, à l'hospice de la Salpêtrière.

Elle a été aussi présentée à la conférence du 25 novembre, dans ses attaques où les phases épileptique, convulsive, délirante, étaient très-accusées.

Renseignements personnels. — Wend... raconte ainsi l'indisposition qu'elle éprouve quatre ou cinq jours auparavant, quand elle doit avoir des attaques : son caractère change, elle est de mauvaise humeur, elle se met facilement en colère, tout l'agace, elle a des crampes dans tous les membres. Puis surviennent des troubles qui se présentent 2 ou 3 fois dans la journée et dont la durée est de quelques secondes à une minute, d'après la malade : une douleur partie de la région de l'ovaire droit s'étend dans le bas-ventre vers celle de l'ovaire gauche ; elle est immédiatement suivie de palpitations cardiaques et d'étouffements. L'indisposition, nous dit la malade, peut s'arrêter là et en ce cas elle est sûre de ne pas avoir l'attaque ; mais, quand à ce qui précède s'ajoutent des battements des tempes, des sifflements d'oreilles pouvant être aussi aigus que le bruit d'un sifflet de chemin de fer, la vue se troublant de plus en plus lui annonce que son attaque est imminente. En ce moment tout ce qui l'entoure se trouve au milieu d'un nuage. En regardant quelqu'un elle peut le voir double. Si elle travaille à la couture, elle voit deux aiguilles et il lui est impossible de reconnaître la réelle.

Pendant deux jours, après les attaques, surviennent d'autres troubles de la vue, s'accompagnant de vertiges, de bourdonnements d'oreilles. En regardant une personne, par exemple, la malade peut voir la figure de cette personne prendre des dimensions énormes et une forme hideuse, elle pousse alors un cri et se dispose à se sauver. Une personne qu'elle voit habituellement peut revêtir cet aspect effrayant. Parfois il en est autrement : la personne disparaît peu à peu des pieds vers la tête, la tête finit par disparaître et le corps tout entier se revoit ensuite. En lisant, Wend... voit les lettres prendre des proportions considérables, puis en disparaissant elles laissent sur le papier quelques lignes noires disposées sur du blanc. Ces phénomènes durent dix secondes, d'après ce que dit la malade.

Observation V (personnelle).

(M. Mayor, interne du service de M. Bernutz, nous a fourni l'occasion de recueillir à la Charité l'observation suivante).

La nommée Céline P..., âgée de 16 ans et demi, a été apportée à la salle Saint-Joseph et placée sans connaissance sur le lit n° 5 de cette salle, le 18 août 1877. Voici ce qui lui était arrivé : Depuis quelques semaines elle avait de fréquentes discussions avec sa mère qui voulait qu'elle retournât travailler chez des artistes peintres ; ce qu'elle ne voulait plus faire, aimant mieux travailler dans une maison de teinturerie où elle s'était placée. Ces discussions lui causèrent beaucoup d'ennuis. Deux ou trois jours avant le 18 août, elle eut une peur ; la bonne de la maison où elle travaillait s'était cachée et s'était ensuite montrée brusquement à elle. Céline P... eut un tremblement de tous les membres qui dura quelques heures. Dans la matinée du 18 août, elle avait un fort mal de tête et des bourdonnements de l'oreille gauche, quand en descendant d'omnibus elle perdit connaissance et tomba. Elle a été ramassée dans cet état et conduite à l'hôpital.

A la suite de cette crise, survint une contracture des membres inférieurs du côté gauche. Impossibilité de fléchir la jambe sur la cuisse, forte extension du pied gauche, talon rétracté, extrémité du pied portée en dedans. En même temps, anesthésie des membres inférieurs gauches et des membres supérieurs droits.

Depuis son entrée à l'hôpital, la malade a eu quatre attaques. Elle a remarqué que ses attaques lui venaient le lendemain des jours où ses parents lui rendaient visite et où sa mère ne cessait de lui faire des remontrances. Avant de perdre connaissance elle éprouvait un point douloureux à la région de l'ovaire gauche, puis des palpitations, et la sensation d'une boule qui lui montait à la gorge et l'étouffait.

Nous n'avons pu avoir des renseignements précis sur le caractère des attaques. Elles étaient violentes, la malade faisait de grands mouvements, elle tombait de dessus son lit, on était forcé de la tenir. L'attaque après laquelle elle a été portée à l'hôpital avait duré deux heures, les quatre autres trois quarts d'heure environ.

La dernière attaque s'était produite dans le cours du mois de novembre 1877, la contracture des membres inférieurs gauches s'etait bien plus accentuée après cette crise. Depuis elle a disparu peu à peu et aujourd'hui 28 janvier 1878, jour de sa sortie de l'hôpital, Céline P... ne conserve rien de la raideur de sa jambe gauche. Dans ces membres l'insensibilité persiste et coexiste avec une hyperesthésie de toute la moitié gauche du crâne et de la face; les dents sont parfaitement saines et la malade souffre par intervalle d'une douleur occupant les alvéoles et les dents de toute la moité gauche des deux mâchoires.

Cette hyperesthésie de la moitié gauche de la face avait nécessité sur la tempe gauche, l'application d'un vésicatoire volant que l'on saupoudrait de sulfate de morphine. Elle s'accompagne de troubles de l'ouïe et de la vue du même côté. La malade éprouve souvent des sifflements d'oreille qui sont suivis momentanément d'une surdité absolue qui dure de quelques secondes à une minute. Le moindre bruit, le tic-tac d'une montre, par exemple, a pour effet de déterminer, de réveiller un bourdonnement ou un certain grondement dans l'oreille gauche.

Pour la vue on peut dire que les phénomènes sont identiques pour ce qui concerne l'œil gauche seulement : La malade a constamment souffert des troubles qu'elle y a éprouvés depuis sa première attaque, et indique qu'il s'agit de son œil gauche et qu'elle ne sent rien de son œil droit. Elle ne peut pas lire plus de trois minutes, elle est forcée de s'arrêter car les lettres grossissent, des brouillards lui cachent alors ces lettres et elle se passe la main sur les paupières de l'œil gauche pour les dissiper. Si elle lit la première ligne d'une page, la deuxième disparaît et il lui est difficile de la retrouver. Elle ne peut pas fixer quelqu'un ou quelque chose, il se forme bien vite des brouillards qui ne lui permettent plus de les distinguer.

A la distance de l'œil emmétrope, la malade lit les caractères les plus fins de l'échelle typographique du Dr Galezowski. Elle distingue très-bien les gros caractères placés à distance, mais en regardant, de loin comme de près, les yeux se troublent. De l'œil gauche comme de l'œil droit elle distingue toutes les couleurs, il n'y a pas de diminution du champ visuel, les pupilles sont normales et contractiles.

Après ses attaques, la malade a eu de la diplopie. Il lui est arrivé plusieurs fois après une attaque en portant les yeux sur une personne, de la voir double, cela durait de quelques secondes à une minute.

TROUBLES VISUELS HYSTÉRIQUES QUE L'ON PEUT RAPPORTER A LA RÉTINE ET A L'ENCÉPHALE.

Les fonctions de la rétine sont souvent altérées ou abolies dans la diathèse hystérique ; aussi les troubles de la vue qui en résultent sont-ils mieux connus.

L'attention des observateurs s'est surtout portée sur l'amblyopie et l'amaurose hystériques, parce que ces troubles oculaires plus fréquents coexistent avec des accidents hystériques absolument de même nature qui indiquent un état de dépression de la sensibilité générale ou spéciale, forme sous laquelle se présentent le plus souvent ces accidents.

Mais il importe d'établir un fait que l'observation confirme : la rétine est un organe de sensibilité. Cette sensibilité comme toutes les autres peut s'exagérer sous l'influence de la diathèse et déterminer en s'exaltant des phénomènes tout à fait opposés à ceux de l'anesthésie. La sensibilité rétinienne peut donc s'altérer sous deux formes : dans l'une ce sera l'hyperesthésie, dans l'autre l'anesthésie.

Ce que l'observation nous permet d'établir ici ne

déroge en rien à ce qui se passe quand il s'agit de toute autre sensibilité générale ou spéciale. La distinction qu'il y a cependant à faire consiste en ceci : la rétine a un stimulant qui lui est propre, elle a des modes particuliers de fonctionner, elle sera trop sensible ou insensible à son stimulant qui est la lumière ; les modifications fonctionnelles qu'elle peut subir lui seront particulières. D'ailleurs, quelques-uns des troubles visuels que nous allons décrire tiennent à la part que prend l'encéphale dans l'acte de la vision.

Il n'y a rien à ajouter au point de vue des caractères sous lesquels se manifestent les troubles visuels de cette catégorie, ce sont absolument ceux de la diathèse. C'est toujours cette grande mobilité, apanage de tous les accidents hystériques, mobilité que les expériences métallothérapiques de M. Charcot viennent de rendre si évidente, comme nous le verrons dans l'article *Achromatopsie*.

HYPERESTHÉSIE RÉTINIENNE. — Nous avons déjà fait mention du peu de fréquence des troubles de la vue qui revêtent chez les hystériques la forme de l'exaltation de la sensibilité rétinienne.

M. Hocken est, ce nous semble, le premier qui ait parlé de la photophobie chez les hystériques. D'après le résumé que M. Landouzy a fait de son mémoire, il existe une confusion entre ce phénomène et ceux de l'ordre opposé. La photophobie s'accompagne parfois d'autres troubles de la vue qui indiquent une surexcitation passagère ou permanente des centres visuels. Si la trop grande impressionnabilité de la rétine à la lumière se traduit par de la photophobie, la surexcitation passagère des centres visuels se révèle par des phénomènes de *photopsies* et de *chrupsies*. Les troubles de la vue qui se manifestent sous ces formes n'ont assurément rien de commun avec ceux d'anesthésie rétinienne dont nous nous occuperons bientôt. Ils existent seuls et peuvent être momentanément suivis de perte partielle ou totale de la vue. Les malades, en effet, se plaignent de ne pouvoir distinguer les choses qu'en partie ou de les voir disparaître tout-à-fait après que ces phénomènes se sont produits ; ce qui indique que l'action nerveuse s'épuise momentanément après avoir été trop excitée, d'où un scotome ou une amblyopie qui se fait passagèrement. C'est surtout chez ces malades que les symptômes encéphaliques sont les plus accentués ; elles ont des douleurs de tête, des sifflements d'oreilles, des contractions spasmodiques des paupières, des spasmes de l'accommodation, elles éprouvent la sensation d'un œil devenu volumineux qui fait saillie hors de l'orbite, elles sont dans un grand état de surexcitation, elles ont surtout des vertiges et parfois des vomissements au moment des crises. Entre les vertiges et les troubles oculaires il existe un rapport de cause à effet que nous ne chercherons pas ici à déterminer. Il est presque certain qu'avec de tels phénomènes la sensibilité et la motilité, si elles sont affectées, le sont dans un sens identique, c'est de l'hyperesthésie et de la contracture.

Bien des malades les éprouvent quand elles sont

sous l'imminence d'un accès d'hystérie ou d'hystéro-épilepsie. Ces malades voient des éclairs, des étincelles, des lumières de couleurs variées, du feu qui pétille et qui imite un feu d'artifice.

C'est ce que démontrent les deux observations que nous publions ci-après.

Observation VI.

(Communiquée par M. le Dr Bourneville).

Célina Marc... avait 17 ans 1[2 quand elle entra, le 9 juin 1867, à l'hospice de la Salpêtrière.

Elle a eu, à 16 ans, sa premiére attaque accompagnée de perte de connaissance à la suite de l'extraction d'une dent. Admise depuis à la Pitié, à l'Hôtel-Dieu, puis à la Salpêtrière, elle a eu un grand nombre d'attaques qui ont été observées dans le service de M. Charcot, où elle est entrée en 1870, et qui ont présenté tous les caractères des convulsions hystéro-épileptiques.

Elle est ovarique gauche avec hémianesthésie du même côté. Son observation se trouve dans la thèse de M. le Dr Svynos. Elle a servi en 1875 aux expériences de M. Landolt sur l'achromatopsie des hystériques.

Renseignements personnels. — Les attaques, chez Marc..., sont toujours précédées, d'après ce qu'elle raconte, d'un état de mauvaise humeur, de malaise, de tristesse, de douleur profonde à la région ovarienne gauche, de palpitations cardiaques, de sueurs froides, de battements des tempes, de sifflements d'oreilles; la tête devient lourde. En ce moment surviennent des troubles visuels très-accentués. La malade voit des lumières de couleurs variées, des étincelles, du feu qui pétille; par intervalle, ce sont des brouillards qui viennent voiler tout ce qui l'entoure.

Parfois, en regardant quelqu'un ou en fixant quelque chose, elle voit l'individu ou l'objet qu'elle regarde, vaciller ou trembloter.

A ces phénomènes s'ajoutent ceux que l'on peut attribuer au

vertige, car la malade voit tourner tout ce qui peut se trouver autour d'elle; les lits de la salle changent de place.

Par ces symptômes, Marc.... reconnaît une attaque qui ne peut pas manquer de se produire; aussi, trois quarts d'heure environ avant l'explosion de la crise, se fait-elle camisoler pour éviter les violences que peut déterminer une attaque d'hystéro-épilepsie.

Observation VII (Personnelle).

Mademoiselle Cécile B..., âgée de 21 ans, couturière, demeurant rue Dupin, n° 13, s'est présentée le 22 février 1878 à la consultation du Dr Galezowski pour des troubles de la vue qu'elle éprouve depuis deux jours et qui lui viennent à certaines époques, coïncidant avec l'apparition des règles.

Elle a eu, étant très-jeune, des fièvres éruptives et une affection du cuir chevelu. Elle avait 7 ans, à l'époque où sa mère mourut de fièvre typhoïde. Son père étant devenu fou, après la perte d'une somme considérable d'argent, elle le vit mourir dans cet état quand elle avait 15 ans.

C'est à cet âge que Mlle Cécile B... a été réglée pour la première fois et qu'elle vit apparaître, avec ses règles, des accidents sur lesquels elle donne les détails suivants : « Il y avait deux mois que j'avais perdu mon père, j'en éprouvais encore beaucoup de chagrin, quand un jour je sentis de ce côté une douleur assez vive (la malade désigne la région de l'ovaire gauche), puis quelque chose qui se tortillait dans mon estomac, qui montait, qui m'étouffait et qui s'est arrêté là (elle désigne la région du cœur). Je devins toute raide et je tombai sans connaissance. Après être restée vingt minutes sans savoir ce qui se passait autour de moi, je remarquai en ouvrant les yeux que mon pied gauche s'était tourné en dedans, ce qui surprit les assistants. Une nouvelle crise survint une demi-heure après et je fus de nouveau sans connaissance, mais en reprenant mes sens, mon pied était revenu à son état naturel.

La malade déclare qu'elle a été beaucoup traitée pour la dysménorrhée ; elle est parfois deux mois sans avoir ses règles qui viennent très-peu quand elles se montrent.

Elle n'a pas eu depuis l'âge de 15 ans de crise semblable à celle qu'elle a eue après la mort de son père. Mais quand, à des époques irrégulières, elle doit avoir ses règles, elle est contrariée, agacée, ses membres de tout le côté gauche sont pris de crampes, le genou gauche se rétracte de ce côté, les tendons des muscles fléchisseurs de la jambe sur la cuisse, deviennent raides et forment des cordons durs, en même temps elle sent quelque chose qui monte dans la poitrine et qui l'étouffe, les paupières sont agitées de mouvement convulsifs et battent avec force, l'œil gauche semble subir une impulsion et sortir de l'orbite.

Le jour où ces accidents doivent se produire, la malade voit le matin, en se levant, des arcs-en-ciel, des lumières de toutes les couleurs. Si elle regarde un objet, une tache noire se place sur cet objet. Parfois c'est une personne qu'elle voit grossir et disparaître peu à peu. Les objets et les personnes peuvent être vus à moitiê, et la moitié qui a disparu correspond à l'œil gauche.

Si la malade lit, les lettres grossissent tout d'abord puis s'embrouillent et se confondent.

Tout cela, dit Mlle Cécile B..., se passe dans l'œil gauche. Elle insiste sur ce fait et y attire notre attention sans avoir été interrogée à cet égard. Avec ces phénomènes, coexistent des bourdonnements et des sifflements dans l'oreille gauche, des douleurs autour de l'orbite gauche, des nausées, des vomissements. Elle place la main sur la partie supérieure du crâne et nous désigne le siége d'un point douloureux (clou hystérique).

Elle s'était présentée une première fois en novembre dernier à la consultation de M. Galezowski pour les mêmes troubles visuels qui, depuis cette époque, ne s'étaient pas reproduits ; il y a deux jours (20 février) qu'ils ont reparu avec des vomissements et les autres symptômes qui les accompagnent quand ils se montrent.

Aujourd'hui on constate une amblyopie avec dyschromatopsie très-accentuée de l'œil gauche.

Le champ visuel de cet œil est rétréci concentriquement et l'anesthésie périphérique atteint en bas et en dehors le point central de la vision.

Toutes les couleurs sont perçues de l'œil droit, mais à gauche :

Le bleu présenté 3 fois paraît			violet,
le jaune —	—	—	marron,
le rouge —	—	—	gris,
le vert —	—	—	bleu,
le violet —	—	—	gris.

Pour lire comme pour distinguer les couleurs de l'œil gauche, la malade fait des efforts et cet œil se fatigue très-vite. Elle lit bien des deux yeux les caractères n° 2 de l'échelle typographique; mais de l'œil gauche elle ne peut lire que les caractères n° 8 et n° 12. On ne trouve rien à l'ophthalmoscope.

On voit dans la dernière observation un cas où les phénomènes d'hyperesthésie rétinienne s'accompagnent ou sont suivis d'affaiblissement de la vue pour les couleurs comme pour les objets. Mais il n'en est pas toujours ainsi ; chez certaines malades où ces phénomènes ont même de la permanence, il n'existe rien d'anormal ni dans le champ visuel, ni dans la perception des couleurs. Ces malades lisent les caractères les plus fins de l'échelle typographique, seulement la vision est pénible de loin comme de près, mais moins fatigante de loin. L'ophthalmoscope ne révèle aucune lésion.

C'est ce que nous avons observé chez une hystérique que M. le Dr Galezowski nous a fait voir dans le service de M. Bourdon, à la Charité. L'excitabilité rétinienne s'accentuait toutes les fois qu'elle voulait lire ou fixer quelque chose, elle avait ensuite des éblouissements et la vue était momentanément perdue.

On observe seulement de la photophobie chez d'autres malades qui offrent, comme phénomène hystérique prédominant, de l'hyperesthésie cutanée.

Les paupières dans ces cas restent toujours fermées ou sont agitées de battements perpétuels. Elles deviennent rouges, parce que les malades se passent fréquemment la main sur elles toutes les fois que la vue se trouble.

Observation VIII (Personnelle).

Madame Herc..., âgée de 45 ans, couturière, occupe le lit n° 25 de la salle Sainte-Bazile, service de M. Bourdon, à la Charité.

Mariée depuis vingt-quatre ans, elle a toujours été dans un état de surexcitation nerveuse causé par la terreur que lui inspiraient les brutalités de son mari.

Brusquement abandonnée de celui-ci, huit ans après son mariage, elle était avec sa fille âgée de 18 à 20 ans dans le chagrin, dans de vives contrariétés, quand on vint lui apprendre en mai 1876 la mort de son mari, dans l'île de la Réunion, où il avait contracté un nouveau mariage.

Deux mois après (juillet 1876), la malade fut prise subitement un matin de vertiges, de bourdonnements d'oreilles, de vomissements, tout lui semblait tourner autour d'elle, elle croyait à un tremblement de terre.

Ces phénomènes se produisaient durant un quart d'heure, disparaissaient pour se reproduire pendant le même laps de temps et plusieurs fois dans la journée. Cette première crise nerveuse dura trois jours.

Depuis, Madame Herc..., quoiqu'elle soit bien réglée, en a eu plusieurs se montrant à l'époque de ses règles, s'accompagnant de fortes douleurs dans le dos, à l'épigastre, avec sensation de boule allant de l'estomac vers la gorge. Elle rend dans ces moments une grande quantité de gaz, vomit, éprouve des vertiges et des tintements d'oreilles.

A la suite de quelques-unes de ses crises, elle s'est trouvée dans l'impossibilité de remuer les membres du côté gauche. Ces membres contracturés et engourdis étaient le siége de fourmillements, de picotements, d'élancements subits qui lui arrachaient des cris, car elle sentait comme un stylet qu'on lui enfonçait dans les chairs.

Cette hyperesthésie s'étendait aux gencives et à la face, toujours à gauche. De fortes douleurs se faisaient sentir dans le dos et du même côté.

Troubles de la vue. — Le 4 décembre 1877, M. le professeur Galezowski nous fait voir la malade qu'il a examinée lui-même la veille.

Ce qui préoccupe le plus Madame Herc..., et ce dont elle se plaint beaucoup, est l'état de ses yeux.

Notre examen nous permet de relater ce qui suit :

1° Les yeux n'offrent rien d'anormal, sinon un peu d'injection des conjonctives palpébrales, provenant de ce que la malade se frotte continuellement les paupières avec un mouchoir. Les pupilles sont égales et contractiles;

2° Pour l'œil droit, comme pour le gauche, le champ visuel n'est pas diminué.

3° A une distance qui se trouve bien au-delà du punctum proximum, la malade distingue toutes les couleurs.

4° Mais elle ne peut pas lire, de près, même les caractères n° 12 de l'échelle typographique du Dr Galezowski sans éprouver des vertiges, des éblouissements; elle est forcée de fermer les yeux.

Elle les ferme au moment où les lettres sur lesquelles elle porte ses regards disparaissent et se trouvent couvertes d'une tache plus ou moins noire.

Ce qui arrive pour la lecture, la malade l'éprouve dans d'autres circonstances ; en regardant une personne, elle voit les différentes parties de la personne se montrer et disparaître alternativement. Ce phénomène se produit dans tous les sens.

Il lui semble parfois que son œil gauche veut s'élancer hors de son orbite.

Parfois ce sont des éclairs, des étincelles, des lumières imitant les évolutions d'un feu d'artifice qu'elle voit autour d'elle et qui lui rendent la vue insupportable. C'est surtout en se réveillant le matin, en ouvrant les yeux, qu'elle est le plus incommodée de ces phénomènes.

La malade se plaint, en outre, de vertiges continuels, de bourdonnements d'oreilles plus intenses à gauche.

Hallucinations et illusions de la vue. — Nous rapprocherons des phénomènes visuels dont il vient d'être question les hallucinations et les illusions de la vue chez les hystériques. Elles indiquent assurément un état d'excitation de la partie du cerveau qui joue un rôle dans la vision. On ne saurait en effet les expliquer autrement, ni leur affecter un siége tout autre que ce point de l'encéphale qui est chargé de percevoir, d'analyser les impressions de la rétine et de définir la forme des objets.

M. le professeur Charcot, qui vient de démontrer la loi suivant laquelle se produisent certaines hallucinations de la vue chez les hystériques a fait remarquer qu'il s'agit d'un phénomène purement cérébral, puisqu'au nombre des malades qu'il a présentées à sa conférence du 23 décembre 1877, s'en trouvait une complètement aveugle, par suite de maladies des milieux et du fond de l'œil, qui avait néanmoins des hallucinations de la vue. Cet exemple concorde avec des faits nombreux de lésions de la rétine suivies de cécité absolue, d'amaurose binoculaire sans lésion s'accompagnant d'hallucinations de la vue. Entre autres on peut citer ce cas rapporté par le Dr Galezowski dans un de ses cours à l'école pratique. Il s'agit d'un personnage de l'aristocratie espagnole qui, devenu aveugle à la suite d'un glaucome dont il ne voulait pas se laisser opérer, voyait se dérouler devant lui des scènes de cour, des fêtes somptueuses, des illuminations, des cérémonies brillantes. Chez les hystériques, les hallucinations de la vue, qui peuvent parfois se montrer seules, sont au nombre d'un concours de phénomènes cérébraux qui constituent le délire. Dans les circonstances où elles se produisent, elles peuvent être remplacées par tout autre phénomène d'excitation cérébrale, coexister ou alterner avec ce phénomène. La surexcitation de l'encéphale se traduira dans ces circonstances par une production exagérée des hautes facultés dont le cerveau est le dépositaire, ainsi l'intelligence, la mémoire, les facultés affectives s'exalteront en même temps que se produiront les hallucinations de la vue et celles de l'ouïe. Les illusions de la vue qui se produisent dans les mêmes circonstances dépendent de ce même état de l'encéphale qui traduit, suivant une idée dominante, les impressions qu'il reçoit de la rétine. C'est ainsi, dit M. Charcot, que des hystériques auraient dénoncé des gens qui les entouraient dans leurs crises pour avoir commis des faits excessivement graves et pour lesquels ils auraient encouru, à certaines époques, les peines les plus sévères.

Le délire chez les hystériques roule toujours sur une ou plusieurs circonstances de la vie, sur des personnages qui ont produit quelque impression sur l'esprit de la malade. C'est là que se retrouve la cause morale ou émotionnelle qui a déterminé la maladie, et le médecin, dit M. Landouzy, peut se trouver sur la voie de circonstances qu'il lui importe de connaître et qu'on croyait avoir intérêt à lui cacher.

Les hallucinations et les illusions de la vue n'échappent pas à cette règle et revêtent les formes sous lesquelles se manifeste le délire des hystériques. Les hallucinations de la vue sont surtout empreintes du caractère mobile des accidents hystériques : l'extrême gaieté succède sans transition à la tristesse la plus profonde causée par l'apparition subite de scènes, de personnages, d'animaux qui inspirent à la malade les sentiments et les passions les plus opposés que trahissent la violence ou la douceur de ses gestes et de ses paroles, la fixité de son regard, l'expression passionnément bienveillante ou irritée de sa physionomie. Elles sont brusquement interrompues et arrêtées par la compression de l'ovaire et les malades le plus souvent se rappellent au réveil de ce qu'elles ont vu.

Hallucinations gaies. — Elles alternent avec les hallucinations tristes pendant la période délirante d'une attaque d'hystéro-épilepsie (période des attitudes passionnelles). Elles s'accompagnent d'attitudes et de gestes, d'une expression heureuse de la physionomie qui indiquent que la malade assiste à des scènes qui lui font éprouver du plaisir, de la béatitude. Le phénomène de l'extase est la dernière expression de cette disposition de l'encéphale : la malade, le visage radieux, les yeux dirigés vers le ciel, reste en contemplation et se trouve tellement étrangère à tout ce qui se passe autour d'elle qu'on ne la fait pas bouger en frappant fortement, très-près de son oreille, une baguette métallique contre un vase de cuivre. Parfois c'est une apparition, c'est une scène religieuse, une procession qui se déroule devant elle qui lui font prendre l'attitude de la prière. Le plus souvent c'est un personnage qui avait inspiré ou qui inspire encore à la malade une certaine passion dont elle cite sans cesse le nom et qu'elle appelle par ses gestes. Ce personnage se retrouve dans toutes les attaques; elle lui envoie des baisers, l'invite à prendre place auprès d'elle, lui adresse des reproches, se plaint de son infidélité; quelqu'un se trouvant auprès de la malade peut être pris pour lui (illusion) et la scène peut dégénérer en un véritable délire érotique auquel la malade donnera un libre cours par ses gestes et ses paroles.

Hallucinations sombres ou tristes. — A côté de celui qui reçoit ordinairement toutes les faveurs de la femme en délire se trouve un prétendant dont l'approche lui inspire le mépris, le dégoût, l'horreur; les gestes, les paroles de la malade décèlent les tentatives infructueuses que fait celui-ci, les ruses qu'il emploie pour obtenir quelque chose. Parfois la malade se trouve dans un bois, elle est sur le point d'être violée, elle lutte, elle menace, elle crie, elle demande grâce. Ce sont parfois des gens qui se battent, c'est une personne que l'on écorche, c'est du sang que l'on verse et d'autres scènes impossibles que fabrique le cerveau en convulsion, tel que le charriot des morts que Gl... (observ. X) voyait dans toutes ses attaques; c'est un énorme charriot jaune traîné par deux animaux inconnus à grandes oreilles. Il contient un grand nombre de squelettes, il est orné de drapeaux dont les couleurs variées sont noirs, jaunes et rouges. Enfin les hystériques dans leur délire voient des animaux, qui les effrayent et contre lesquels elles cherchent à se protéger. Ce sont ordinairement des lions, des lézards, des corbeaux, des vipères, des hannetons. Nous ferons remarquer que ces animaux se présentent sous certaines couleurs dont nous parlerons à l'article achromatopsie. Les rats se voient ordinairement en dehors des attaques. M. Charcot vient de démontrer que ces animaux se montrent toujours du côté de l'ovaralgie. Ces hallucinations de la vue qui se produisent en dehors des attaques indiquent que le cerveau lui-même peut être le siége de petites secousses comme celles qui se montrent dans le cours de la maladie sur toute autre partie du corps.

ANESTHÉSIE RÉTINIENNE.

Les phénomènes cérébraux que nous venons de décrire sont, comme on le voit, de l'ordre des phénomènes de suractivité nerveuse et constituent l'une des deux formes sous lesquelles se manifeste tout état morbide de l'innervation. Mais il arrive avec moins de fréquence, que sous l'influence de la diathèse, les fonctions cérébrales peuvent se modifier sous une forme dépressive et qu'au lieu des phénomènes d'extase, de somnambulisme, de délire, d'exaltation des facultés intellectuelles et effectives, d'hallucinations et d'illusions de l'ouïe et de la vue, ce seront des phénomènes de sommeil, de coma ou de léthargie auxquels MM. Landouzy et Briquet ont consacré quelques pages dans leurs traités de l'hystérie. La dépression des fonctions de l'encéphale peut se présenter dans les mêmes conditions que le délire, c'est-à-dire elle peut dans une attaque constituer le symptôme prédominant ou celui de l'une des phases; elle peut avoir une durée assez longue et être accentuée au point de faire croire à la mort.

Ambroise Paré, en excellent observateur, avait remarqué et établi ce contraste qui existe entre les deux formes sous lesquelles s'accuse l'altération fonctionnelle de l'encéphale dans l'hystérie.

Il disait :

« Autres tombent en extase, qui est un euanouisse-
« ment ou rauissement des esprits, comme si l'âme
« estoit séparée du corps. Autres disent que c'est un
« sommeil par lequel les forces, facultez et puissances
« de l'âme sont ensevelies, en sorte qu'il semble que
« l'on soit mort. »

M. Landouzy signale dans son traité des faits de femmes passées pour mortes, et miraculeusement sauvées de l'inhumation; le fait le plus curieux à cet égard est celui qui concerne Vésale et que raconte ainsi Ambroise Paré : « lequel estant pour lors résident en Espagne,
« fut mandé pour ouvrir une femme de maison, qu'on
« estimoit être morte par une suffocation de matrice. Le
« deuxième coup de rasoir qu'il luy donna, commença
« la-dite femme à se mouvoir, et démonstroir par autres
« signes qu'elle vivoit encore, dont tous les assistants
« furent grandement étonnés. Je laisse à penser au lec-

« teur comme ce bon seigneur faisant cette œuvre fut en « perplexité, comme on cria *Tolle* après luy, tellement « que tout ce qu'il put faire fut de s'absenter du pays; « car ceux qui le devoient excuser, c'estoient ceux qui « luy coururent sus; et estant exilé, tost après mourut « de déplaisir, qui n'a esté sans une grande perte pour « la république. Or, j'ai bien voulu réciter cette his- « toire, afin d'instruire toujours le jeune chirurgien estre « discret à se garder qu'il ne tombe en tels accidents. »

Il n'est pas nécessaire d'insister sur le coma hystérique; nous n'en parlons que pour l'opposer au délire, suivant la marche que nous avons suivie jusqu'ici, et pour arriver à l'anesthésie de la rétine. Les troubles visuels que nous allons étudier sous ce titre sont nombreux et prendront différentes dénominations suivant que la rétine sera insensible, d'une façon incomplète ou complète, dans une partie ou dans la totalité de son étendue, suivant qu'il s'agira de la perversion ou de la perte de toutes ses fonctions ou de l'une d'entre elles.

L'anesthésie rétinienne existe en effet à divers degrés chez les hystériques. Avec plus ou moins d'intensité elle affecte simultanément les fonctions que la rétine partage avec l'encéphale : la sensibiliité à la lumière, la perception des couleurs, l'analyse, la définition des formes.

L'amblyopie, le simple affaiblissement du sens de la vue, peut être plus ou moins prononcée. L'amaurose ou la cécité absolue est la dernière expression de l'anesthésie.

L'amblyopie et l'amaurose hystériques offrent des

caractères qui sont propres à la diathèse et qui roulent sur cette mobilité avec laquelle les phénomènes qui la constituent se produisent, soit sous l'influence de la maladie, soit par des applications métalliques, l'action de l'électricité et de l'aimant. Cette mobilité a été mise en relief par les récentes expériences métallothérapiques de M. Charcot qui a su y trouver un moyen sûr de diagnostic de l'affection hystérique.

Elles coïncident avec des accidents hystériques de même nature, qui sont : l'affaiblissement ou la perte de l'ouïe, de l'odorat et du goût avec anesthésie partielle ou généralisée accompagnée ou non de paralysie. Elles se montrent du même côté que ces accidents qui semblent être sous la dépendance de l'hyperesthésie ovarienne. Dans les cas ou ces accidents sont bilatéraux, l'amblyopie se conduit suivant la loi qui établit sur un côté la prédominance des phénomènes. Les conditions de développement ou de disparition sont absolument les mêmes que pour tout ce qui est manifestation hystérique.

La rétine perd sa sensibilité ou la recouvre d'une façon brusque ou progressive. Une attaque d'hystérie ou d'hystéro-épilepsie partage avec le métal, l'aimant ou l'électricité la propriété de brusquer dans un sens ou dans un autre la sensibilité rétinienne; ils peuvent modifier une amblyopie ou une amaurose déja existante en l'améliorant ou l'accentuant, quand il s'agit de l'amblyopie, en l'améliorant seulement quand il s'agit de l'amaurose. La modification sera passagère ou persistante. Quand la rétine devient insensible d'une façon progressive en suivant la marche des autres accidents, la perte de la vue persiste pendant un temps illimité et l'amélioration se fait en même temps que tout rentre dans l'état normal. Nous n'avons pas d'observation pouvant établir que l'amblyopie ou l'amaurose puisse être dans certains cas la seule manifestation de l'hystérie, ou préexister seule à d'autres accidents. Ce ne serait pas cependant impossible, puisque M. Charcot parle de cas, où l'amblyopie aurait été le seul accident hystérique survivant à tous ceux qui s'étaient montrés dans le cours de la diathèse.

L'amblyopie et l'amaurose hystérique peuvent être *monoculaires* ou *binoculaires*. L'amblyopie binoculaire est toujours plus accentuée d'un côté, c'est celui où l'hyperesthésie ovarienne est le plus intense dans les cas d'ovarie double. L'amaurose coexiste le plus souvent avec une amblyopie et correspond à la moitié du corps où l'innervation est le plus affectée. Les cas d'amaurose binoculaire sont rares; jusqu'à présent, on n'en connait que très-peu. M. Allègre en rapporte un cas dans sa thèse; M. le Dr Galezowski deux dans la sienne.

Deux phénomènes distincts l'un de l'autre sont à observer dans l'étude de l'amblyopie et de l'amaurose hystériques : l'*insensibilité à la lumière et aux objets éclairés*, *la perte de la notion des couleurs*.

1° *Insensibilité à la lumière et aux objets éclairés*. — Il faut considérer l'anesthésie de la rétine, pour ce qui concerne la vue des objets, dans l'amblyopie et dans l'amaurose.

Dans l'amblyopie, l'anesthésie partielle se traduit par 1° la diminution concentrique du champ visuel ; 2° l'hémiopie ; 3° le scotome central.

a. *Diminution concentrique du champ visuel.*—C'est ordinairement sous cette forme que se présente l'anesthésie partielle de la rétine dans l'hystérie. Il semble même que c'est là la règle. Cette diminution se fait presque toujours d'une façon régulière, de telle sorte que le champ visuel qui normalement présente plus d'étendue au point correspondant à l'angle externe de l'œil, à cause de la saillie du front, celle du nez, celle de la joue, affecte dans l'hystérie une forme régulièrement ovale ou arrondie.

Quand le rétrécissement est peu considérable, le champ visuel peut conserver encore un peu de sa forme à l'état normal. La sensibilité du point central de la vision ou l'acuité visuelle est le plus souvent intacte, c'est le dernier point qui s'affecte quand l'amblyopie s'établit progressivement. Quand l'amblyopie est plus accentuée d'un côté, le champ visuel est plus rétréci de ce côté et le périmètre permet d'apprécier le degré de rétrécissement pour chaque œil. Nous nous sommes servi pour mesurer le champ visuel de bien des hystériques, du périmètre de M. le Dr Landolt, dont est muni le cabinet d'expériences de M. le professeur Charcot à la Salpêtrière.

Nous avons reproduit (Planche II) le résultat de nos mensurations chez une des malades que nous avons observées.

Avec un champ visuel très-rétréci, la malade peut lire les caractères les plus fins de l'échelle typographique du Dr Galezowski. Elle peut se conduire en marchant parce que ordinairement un champ visuel très-diminué d'un côté coexiste avec un champ visuel dont le rétrécissement est moindre. C'est ce qui explique le peu d'incommodité qu'éprouvent, au point de vue de la vision de près et de loin, les hystériques qui sont amblyopiques.

b. *Hémiopie.* — L'hémiopie ou la perte de la moitié du champ visuel s'observe parfois dans l'hystérie. Jusqu'ici on l'a vue seulement dans l'œil correspondant au côté affecté. Dans l'observation III de la thèse du Dr Hélot, nous voyons d'après une note qui aurait été communiquée à cet égard par le Dr Galezowski, l'hémiopie interne de l'œil gauche, coïncider avec une diminution de l'acuité de tout le champ visuel. Nous tirons le passage suivant de l'observation n° III, de la thèse de M. le Dr Svynos au sujet de l'hémiopie. Il s'agit d'une autre malade.

Le champ visuel périphérique est excessivement rétréci. C'est surtout l'externe. Ainsi :

Le champ visuel	supérieur	va jusqu'à	8	centimètres	
—	inférieur	—	10	—	
—	interne	—	5	—	
—	externe	—	2	—	à peine.

Toutefois, la partie externe du champ visuel supérieur et inférieur est plus rétrécie que la partie interne. C'est une hémiopie externe, limitée par une ligne verticale qui passe 2 centimètres environ en dehors

On voit bien, comme nous l'avons déjà dit, que le rétrécissement du champ visuel se fait de la périphérie vers le centre chez les hystériques, que lors même qu'il existe une hémiopie, cette hémiopie coïncide avec une insensibilité concentrique de la surface rétinienne et que dans ces cas il existe une anesthésie de la rétine plus considérable dans une moitié que dans le reste de son étendue.

c. *Scotome central.* — Le scotome ou l'insensibilité de la partie centrale de la rétine ne se voit pas dans les mêmes circonstances que la diminution concentrique du champ de la vision accompagnée ou non d'hémiopie. L'anesthésie périphérique du champ visuel a de la durée et de la permanence comme l'hémianesthésie accompagnée ou non de paralysie, de perversion ou d'abolition des sens. Il n'en est pas de même du scotome central que l'on voit survenir comme phénomène passager à la suite des sensations de lumières, d'éclairs, troubles de la vue que nous avons signalée dans nos observations au nombre des symptômes prémonitoires d'une attaque d'hystérie ou d'hystéro-épilepsie et que nous avons vus exister presque à l'état permanent chez une malade (obs. VIII).

Le scotome central indique un épuisement momentané de l'influx nerveux dans ces moments où l'encéphale et toute l'innervation se trouvent surexcités. Il coexiste avec des phénomènes de spasme du muscle accommodateur qui se produisent dans les mêmes circonstances et avec lesquels on peut les confondre.

Mais la différence est basée sur ce fait, à savoir que le scotome central se produit immédiatement après les sensations lumineuses qu'éprouvent les malades. Chez ces malades la vue s'obscurcit subitement et partiellement, une tache noire se place sur tout ce qu'elle regarde, tache qui disparaît pour se reproduire après chaque sensation de lumière. C'est donc une amblyopie passagère dont le mode de production est tout autre que celui de l'amblyopie existant d'une façon permanente et que caractérise la diminution concentrique du champ visuel.

d. *Amblyopie généralisée.* — Si le plus souvent la rétine est atteinte dans les différentes portions de son étendue et reste intacte à sa partie centrale, l'amblyopie peut aussi se généraliser et l'acuité visuelle sera diminuée dans toute l'étendue du champ de la vision. Dans ces cas, la malade, tout en conservant encore la notion de quelques couleurs, ne conservera rien de la notion des formes. Si on la fait lire, même les caractères les plus gros se confondront et paraîtront sous les couleurs *gris*, *noir* ou *blanc*. Quand on lui présente un objet, elle peut distinguer de l'œil malade les parties de l'objet qui ont un certain volume de celles qui en ont moins, mais il lui sera impossible de désigner ce qu'on lui montre, la perception nette et définie de l'objet ne se faisant pas. Nous avons présenté à une malade qui ne savait pas lire (Witt, obs. 11) des images lithographiées dont les unes étaient coloriées et les autres ne l'étaient pas. Dans une image où se trouvaient du noir, du blanc, du vert, du lilas, du rouge et du jaune, elle ne distinguait rien des formes, elle ne voyait que du gris et du rouge qu'elle nous désignait avec le doigt, en limitant exactement le point colorié en *rouge*. Cette malade est une de celles chez lesquelles la perception du rouge prédomine sur la perception de toutes les autres couleurs. Quand l'anesthésie rétinienne en est là, la malade ne distingue que le jour et la nuit et nous arrivons ainsi à l'amaurose hystérique où l'insensibilité de la rétine est complète, où la lumière ne produit aucun effet sur tout le champ de la vision.

Les phosphènes dans ces cas ne se produisent pas quand on presse un des points du globe oculaire.

2° *Perte de la notion des couleurs.* — La rétine est sensible aux couleurs. Cette faculté, qui est absolument indépendante de la sensibilité aux objets éclairés peut se modifier dans l'hystérie de trois façons :

1° La malade peut éprouver de la difficulté pour reconnaître les couleurs qui lui apparaîtront sous d'autres nuances : *dyschromatopsie.*

2° Quelques couleurs peuvent ne plus impressionner la rétine : *achromatopsie partielle.*

3° Toutes les couleurs, notamment celles qui constituent une sorte de gamme chromatique pour la rétine, seront perdues : *achromatopsie complète.*

Ces trois formes sous lesquelles se manifeste l'altération fonctionnelle de la rétine au point de vue des couleurs constituent trois étapes par lesquelles doit nécessairement passer une amblyopie à marche progressive ou une amblyopie en voie d'amélioration. Les expériences métalliques de M. Charcot viennent de le prouver surabondamment et nous permettent d'étudier d'une façon méthodique comment se produit ou se dissipe l'achromatopsie chez les hystériques.

D'après des expériences très-concluantes qui ont été faites par M. le Dr Landolt sur les hystériques de service de M. le professeur Charcot, il est établi que physiologiquement la rétine n'offre pas une même étendue à la perception de toutes les couleurs. Certaines couleurs n'impressionnent que les parties centrales, tandis que d'autres étendent leurs impressions jusqu'à la périphérie du champ rétinien.

Ainsi, en partant du violet et en s'arrêtant au bleu, pour le plus grand nombre des sujets, on trouvera un champ visuel de plus en plus agrandi pour la perception du vert, du rouge, de l'orangé, du jaune.

Le bleu est une couleur prédominante qui impressionne l'étendue la plus considérable du champ visuel. il peut être remplacé par le rouge chez certains sujets et suivant une disposition individuelle qui rend la rétine sensible au rouge dans sa plus grande étendue.

Cette prédominance du bleu ou du rouge suivant les sujets explique pourquoi, immédiatement après l'opération de la cataracte, certains malades voient *tout bleu* et d'autres *tout rouge*.

C'est ce qui peut encore expliquer ce fait sur lequel M. Charcot a attiré l'attention : les hystériques qui ont perdu la notion chromatique ont une prédilection particulière pour certaines couleurs, ce sont celles qui peuvent le plus impressionner leur rétine, et qui sont le jaune, le bleu ou le rouge ; cela se voit dans les rubans dont elles se parent, dans les fleurs dont elles ornent leurs coiffures ou le petit étalage qui marque leur lit. Ce fait peut être rapproché de celui-ci : comme chez elles le sens du goût est plus ou moins affaibli, elles recherchent tout ce qui peut le stimuler ; aussi elles consomment beaucoup d'ail et leurs repas se composent surtout de salade. La grande impressionnabilité de la rétine à une couleur se voit et semble même s'exagérer dans les hallucinations : nous avons vu Witt, malade chez laquelle la notion de rouge est prédominante, faire des gestes de terreur et appeler à son secours, dans la phase délirante de ses attaques, dans ces moments où, le regard fixe, elle voyait, s'écriait-elle, des lions tout rouges, des lézards rouges, des oiseaux à becs rouges.

Ces couleurs constituent donc une *gamme chromatique* qui est propre à la rétine et qui se rapproche très-peu du spectre solaire.

Elle se compose généralement :

1° Du violet.	Couleur centrale.
2° Du vert.	Couleurs intermédiaires.
3° Du rouge.	
4° De l'orangé.	
5° Du jaune.	
6° Du bleu.	Couleur périphérique.

Le périmètre permet d'apprécier l'étendue de chacune de ces couleurs en même temps que leur disposition, les unes par rapport aux autres. C'est ce que représente la figure 1. (P, III).

Il importe de faire remarquer, après ces considérations physiologiques, qu'une hystérique qui est amblyopique peut distinguer toutes les couleurs; son amblyopie ne consistera qu'en une diminution du champ de la vision affecté à la perception de chaque couleur. Dans ces cas la mensuration du champ visuel au moyen du périmètre révèlera un rétrécissement de chacune des zones chromatiques de la rétine.

Ce rétrécissement se fait concentriquement pour chaque couleur et gagne de proche en proche jusqu'à donner une forme régulièrement ovale ou arrondie au champ chromatique et jusqu'à détruire la sensation des couleurs les plus centrales qui sont perçues sur un espace peu étendu de la rétine. Dans les cas d'amblyopie double, il sera plus prononcé du côté où les troubles nerveux sont le plus accentués. La figure 2 (Pl. III) donne une idée du rétrécissement du champ chromatique dans l'amblyopie.

a. *Dyschromatopsie.* — Entre la diminution concentrique des zones chromatiques et l'achromatopsie partielle dont nous allons parler, il existe un état intermédiaire, c'est la dyschromatopsie. La dyscromatopsie s'observe parfois à la suite des attaques d'hystérie et constitue une des périodes par lesquelles passe une amblyopie progressive ou rétrograde. En effet, les expériences métalliques de M. Charcot démontrent qu'une hystérique, avant de perdre ou de recouvrer une couleur la voit tout d'abord sous sa nuance la plus pâle; la malade ne peut affirmer qu'il s'agit de telle ou telle couleur et hésite pour la nommer. Parfois la couleur se voit sous l'apparence du gris ou est tachetée de blanc.

Sur un carré de carton colorié la malade voit le milieu tout pâle ou tout blanc tandis que vers les angles elle distingue la couleur; c'est un véritable scotome chromatique qui semble indiquer que la couleur se perd du centre à la périphérie et se recouvre de la périphérie vers le centre, contrairement à ce qui existe pour l'acuité visuelle.

La dyscromatopsie se produit ainsi sous une forme régulière, soit sous l'influence de la diathèse, soit par les applications métalliques. Mais il arrive parfois une véritable perturbation dans les sensations chromatiques. Si le plus souvent les couleurs se voient *blanc*, *gris* où *noir*, elles peuvent être perçues sous des nuances toutes différentes des leurs. Nous avons vu le vert être pris pour le violet ou le bleu, le rouge pour le jaune, le jaune pour le marron, le bleu pour le violet.

Dans ces cas, nous nous sommes mis en garde contre la simulation en montrant à diverses reprises les mêmes couleurs à ces malades et nous avons remarqué que leurs réponses restaient les mêmes.

Nous avons encore remarqué avec M. Charcot que les malades qui ont de la dyschromatopsie prennent des attitudes particulières et semblent s'accommoder toutes les fois qu'il s'agit de distinguer une couleur.

Quand il en est ainsi, il suffit parfois de placer la couleur à telle ou telle distance pour qu'elle soit perçue.

C'est à la dyschromatopsie à distance que nous devons rapporter le cas dont M. le docteur Galezowski vient tout récemment de faire la communication à la société de biologie.

Il s'agit d'une hystérique du service de M. le professeur Vulpian amblyopique et hémianesthésique à gauche, qui à une distance de deux mètres, par exemple, ne distinguait de son œil gauche aucune couleur. — On a été témoin de ce fait, qu'après l'électrisation par le courant interrompu faite au bras. Cette dyschromatopsie à distance était sensiblement améliorée.

b. *Achromatopsie partielle.* — Quand on se trouve en présence d'une hystérique qui ne voit pas des couleurs, dit M. le professeur Charcot, l'important est de savoir les couleurs qu'elle a conservées, et celles qu'elle a perdues.

Les expériences métalliques ont en effet démontré qu'une hystérique amblyopique peut avoir perdu le violet et conserver encore la notion de cinq autres couleurs de la gamme chromatique du champ visuel, tandis que si le bleu, ou le rouge chez certains sujets, n'impressionne plus la rétine, il est certain que l'achromatopsie est complète.

Ainsi l'achromatopsie sera partielle et de plus

en plus prononcée quand les couleurs ne seront plus perçues dans l'ordre suivant :

1° Violet.
2° Violet, vert.
3° Violet, vert, rouge.
4° Violet, vert, rouge, orangé.
5° Violet, vert, rouge, orangé, jaune.

c. *Achromatopsie complète.* — L'achromatopsie est totale et coïncide le plus souvent avec une amaurose lorsque la malade a perdu la notion du bleu. — Ce bleu, avons-nous dit, peut être remplacé par le rouge.

M. le professeur Charcot a en outre démontré par les mêmes expériences que l'achromatopsie qui s'établit suivant l'ordre que nous venons d'indiquer rétrograde suivant l'ordre inverse :

Ainsi une hystérique en voie d'amélioration commence par distinguer :

1° Le bleu. (cas ordinaire).
2° Le bleu, le jaune.
3° Le bleu, le jaune, l'orangé.
4° Le bleu, le jaune, l'orangé, le rouge.
5° Le bleu, le jaune, l'orangé, le rouge, le vert.
6° Le bleu, le jaune, l'orangé, le rouge, le vert, le violet.

Entre la perte et le retour de chacune des couleurs, il y a une période de dyschromatopsie et tout se fait suivant un véritable cercle.

Expériences métalliques établissant la loi suivant laquelle les hystériques perdent et recouvrent les couleurs.

La découverte qu'a faite M. le docteur Burq concernant l'action des métaux dans les maladies nerveuses vient de permettre à M. le professeur Charcot de faire des expériences très-curieuses sur l'achromatopsie des hystériques.

Se basant sur les résultats obtenus par M. Landolt au point de vue de la disposition des zones rétiniennes affectées à la perception des couleurs, l'éminent professeur, par les applications métalliques, a pu établir la loi suivant laquelle les couleurs qui forment pour la rétine une véritable gamme chromatique se perdent et se recouvrent chez les hystériques.

Il est aujourd'hui reconnu que le métal appliqué sur les téguments jouit de la propriété de déterminer une action physique sur l'innervation, propriété qu'il partage, d'après des expériences récentes, avec l'aimant et l'électricité. — Il est en outre établi que tous les métaux ne sont pas aptes à agir sur un même sujet, que chaque individualité a son métal ou ses métaux et que la *métalloscopie* consiste à rechercher, à choisir le métal qui peut influencer telle ou telle organisation.

Dans l'affection hystérique, la propriété remarquable des applications métalliques est de mettre en relief dans un court espace de temps le caractère mobile des accidents de la diathèse.

Aussi M. Charcot en a-t-il admirablement tiré parti tant au point de vue du diagnostic de la maladie que pour l'étude de ses manifestations.

En effet, dans sa dernière conférence du mois de décembre dernier, le professeur a démontré par des expériences, ce fait qui suffit à lui seul pour faire de la métallothérapie une découverte des plus intéressantes : Le métal permet de reconnaître jusqu'à quel point est hystérique une personne qui ne présente pas d'accidents, mais qui se trouve sous le coup de la diathèse, en réveillant et en déprimant, par exemple, la sensibilité.

Si telle est son utilité au point de vue du diagnostic, son importance n'est pas moindre pour ce qui concerne l'étude des manifestations hystériques.

Ses effets sont des plus nets et se produisent suivant un ordre d'une régularité parfaite quand il s'agit de la sensibilité générale et des sens spéciaux.

Sous l'influence d'une application métallique, la sensibilité subit deux effets qui se suivent immédiatement; elle se réveille et se déprime ensuite, quand il s'agit d'une personne qui, dans le cours de la diathèse présente déjà de l'anesthésie. C'est le phénomène d'*anesthésie de retour* (Burq), d'*anesthésie métallique* (Charcot.)

S'agit-il d'une personne améliorée , qui ne présente plus d'anesthésie et qui se trouve encore sous l'influence de la maladie, la sensibilité commencera par *disparaître* pour reparaître après. — L'expérience semble ainsi décrire un véritable cercle qui s'arrête toujours au point de départ : à l'anesthésie dans le cas où il existe déjà de l'anesthésie, au retour de la sensibilité, toutes les fois qu'il s'agira d'un cas où la sensibilité aurait été déjà recouvrée et même, sans avoir été jamais perdue, serait sur le point de l'être dans l'imminence morbide.

Tels ont été les résultats des expériences pour ce qui a trait à la sensibilité générale. Il en est absolument de même pour les sens spéciaux et notamment pour la vue. Seulement pour ce qui concerne la sensibilité aux couleurs, l'expérience aura ceci de de beau : C'est que les couleurs qui constituent la gamme chromatique de la rétine se perdront ou se recouvreront suivant cette gamme dans un ordre suivi et dont la régularité ne laisse rien à désirer.

Observation IX (Persounelle).

Mlle Maur..., âgée de 17 ans, vient consulter M. le professeur Charcot, à la Salpêtrière. Réglée à moins de 11 ans, elle n'a été malade pour la première fois que vers le mois de janvier 1877. A cette époque elle avait un fort mal de tête et des contractions spasmodiques des paupières.

Deux mois après (mars et avril), Mlle Maur... fut prise d'autres accidents accompagnés de troubles de la vue. Il lui arrivait de passer deux heures environ sans se rendre compte de ce qui se passait autour d'elle, ni de ce qu'elle faisait. C'était des divagations, des propos incohérents, des paroles sans suite adressées aux gens de la maison ou à ceux qui venaient faire des emplettes chez ses parents qui sont dans le commerce. Elle parlait beaucoup et il n'y avait rien de raisonné dans ses actes.

Mlle Maur... sortait de cet état en recouvrant entièrement sa raison.

Au mois de mars, elle resta huit jours sous le coup de ces accidents qui revenaient plusieurs fois dans la journée et qui étaient précédés de la sensation d'une boule qui montait de l'épigastre au cou et la suffoquait. A cette époque apparurent des troubles de la vue tels que l'air, la lumière, le vent lui étaient devenus insupportables. Elle fermait les yeux pour se soustraire à leur action. Elle ne pouvait rien fixer sans que les yeux ne se remplissent de larmes. Son médecin lui donna des lunettes bleues qui la soulagèrent notablement. Elle souffrit moins de l'action de la lumière.

Mlle Maur... accusait en même temps une douleur profonde dans le bas-ventre au côté droit ; la vue dans les yeux s'affaiblissant peu à peu, elle était arrivée à ne pas pouvoir distinguer, pendant huit jours, les traits des personnes qui se trouvaient habituellement auprès d'elle. En même temps s'accentuait une paralysie avec flaccidité des membres supérieurs et inférieurs droits, avec hémi-anesthésie du même côté. Tout ce qu'elle cherchait à tenir de la main droite s'échappait de cette main ; elle était exposée, quand elle sortait, à tomber dans la rue après avoir fait péniblement quelques pas.

20 Novembre. — Examen superficiel :

1° Achromatopsie et amaurose complète à droite. — Amblyopie à gauche.

2° Ouïe tout à fait abolie à droite.

3° Il ne reste rien de la sensibilité spéciale et tactile de la langue, le contact du pain et celui de la viande sont confondus et ne peuvent s'apprécier.

4° Les odeurs ne produisent aucune impression sur la pituitaire.

Prédominance de ces troubles sensoriels plutôt à droite qu'à gauche.

13 Décembre. — Deuxième examen.

L'œil droit ne distingue ni le bleu, ni le jaune, ni le rouge, ces couleurs sont vues blanc, le vert pour cet œil paraît bleu.

Application de quatre pièces d'or de 20 francs sur la tempe droite et la partie correspondante du front : elle dure environ vingt minutes. L'œil droit distingue le bleu, le jaune. Pour les deux yeux le vert demeure bleu.

20 Décembre. — Mlle Maur... se réjouit du traitement qu'elle a suivi et qui a produit chez elle, d'après ce qu'elle dit, les meilleurs résultats, pour sa vue comme pour tous les autres accidents : elle distingue, dit-elle, toutes les couleurs.

M. Burq lui avait prescrit du chlorure d'or à l'intérieur et des plaques d'or (cinq pièces de 20 francs) sur la tempe droite, la partie du front correspondante ainsi que sur le bras droit le soir en se couchant. Ce traitement, exactement suivi, avait amené chez elle les résultats suivants :

L'œil droit distingue toutes les couleurs, même les nuances les plus pâles et celles qui se rapprochent le plus. De loin comme de près, ces couleurs sont perçues de la façon la plus distincte.

De cet œil, la malade lit difficilement de près les caractères numéros 1 et 2 des planches (2 et 3) de l'échelle typographique du Dr Galezowski.

De loin (2 mètres 1/2) elle ne distingue pas du même œil les caractères des planches 16 et 17 du même auteur.

De l'œil gauche elle voit très-bien les mêmes caractères de près et de loin

Sur le conseil de M. Burq, nous faisons une mensuration du champ visuel de chaque œil. Nous le trouvons rétréci des deux côtés jusqu'à atteindre en bas et à droite le point central de la vision.

Ouïe. — A 5 centimètres Mlle Maur.... entend le tic-tac d'une montre

Le goût et l'odorat sont presque revenus à l'état normal.

Les forces au dynamomètre sont de 30 kilogrammes.

27 Décembre. — L'amélioration obtenue par le traitement qu'a suivi Mlle Maur... se maintient ; elle distingue toutes les couleurs, de l'œil droit comme du gauche ; mais il importe de savoir jusqu'à quel point elle est encore sous le coup de l'hystérie, si une application de métal ne ramènerait pas les accients.

M. le professeur Charcot lui fait appliquer quatre pièces d'or de 20 francs, sur le front et la tempe à droite et après une application de dix minutes environ, on obtient ce résultat.

A. *Achromatopsie de retour* (Burq) *métallique* (Charcot). — Sur les neuf fois que les couleurs sont présentées à la malade.

L'œil droit perd :

1° Le violet qui paraît bleu (1re fois).

2° Le vert, (3e fois).

3° Jaune, (4e fois).

4° Le bleu, (2e fois).

L'œil gauche perd :

1° Le violet, (8e fois).

2° Le vert qui paraît bleu, (9e fois).

3° Le rouge, (7e fois).

4° Le jaune, } (d'abord distincts, 5e et 6e fois).
5° Le bleu,

B. *Retour de la perception des couleurs.* — Les plaques sont enlevées et les couleurs présentées douze fois reviennent pour l'*œil droit* dans l'ordre suivant :

1° Bleu (1re, 5e et 8e fois).

2° Jaune (6e fois) d'abord non affirmé (3e fois).

3° Rouge (11e fois) d'abord non perçu (2e. 4e, et 9e fois).

4° Vert } non perçus (7e et 12e fois) sont vus et affirmés à la
5° Violet } fin de l'expérience qui a duré environ 14 minutes.

3 janvier 1878. Sous tous les rapports la malade a beaucoup perdu de ce qu'elle avait gagné en amélioration. Il y a notamment de l'anesthésie de la face, de l'analgésie du bras et des membres inférieurs droits. — Diminution des forces et du poids. — L'ouïe a perdu de son acuité recouvrée la dernière fois.

Les troubles de la vue sont assez accentués : Rétrécissement plus considérable du champ visuel.

L'œil droit a perdu la notion du violet et voit confusément le vert. Le rouge, le jaune, le bleu se voient distinctement de cet œil.

Pour l'œil gauche le violet est perdu, mais le vert ainsi que les autres couleurs de la gamme sont conservés.

Nouvelle expérience au moyen du métal. — M. le professeur Charcot présente les couleurs 73 fois à la malade qui a l'œil gauche fermé. L'application d'or a été de 4 minutes, avant la présentation des couleurs.

A. *Achromatopsie progressive, complète après 12 minutes.* L'œil droit ne voit pas.

1° Le violet déjà perdu (1re fois).

2° Le vert, dont la notion était déjà confuse (6° fois).

3° Le rouge (7°, 11° fois).

4° Le jaune (8° fois), d'abord affirmé avec l'oranger (2° et 4° fois), distingué difficilement de celui-ci (5° fois).

5° Le bleu (16° fois), d'abord vu et affirmé (3° fois) vu sans être affirmé (9° 10° et 12° fois)

B. *Retour partiel de la notion des couleurs.* — Les pièces métalliques étant enlevées, l'œil droit distingue et affirme.

1° Le bleu (19°, 41°, 45°, 55° fois.

2° Le jaune simple, l'oranger, le jaune pâle, (26°, 30°, 33°, 39°, 40°, 32° fois). Le premier et le second n'étaient pas vus (20°, 21° 22° fois), ils n'étaient pas affirmés (24° 25° fois).

3° Le rouge (49°, 50°, 53°, 60° fois) il ne se voyait pas d'abord (23°, 27°, 31°, 32°, 34°, 37°, 38°, 42,° 43° fois), ainsi que le rose (35° fois) était vu sans s'affirmer (46° et 47° fois).

Le rose (59° fois).

L'œil droit voit, mais n'affirme pas.

4° Le vert (67°, 68°, 69°, 72° fois), ne se voyait pas et paraissait blanc (4°, 44°, 48°, 51°, 54°, 56°, 63°, 66° fois).

Depuis le commencement jusqu'à la fin de l'expérience qui a duré près de 3/4 heure, l'œil droit n'a pas pu distinguer.

5° Le violet qui se montre blanc avec ses nuances pâles et foncées 18°, 29°, 36°, 52°, 57°, 58°, 64°, 67°, 70°, 71°, 73° fois).

L'expérience s'arrête ainsi au violet que l'œil droit ne distinguait pas et qu'il ne peut recouvrer. Elle a été faite bien des fois, notamment à la Société de biologie par M. le professeur Charcot, elle a été toujours très-concluante chez cette personne est aujourd'hui beaucoup amélioré, par la métallothérapie.

Observation X (personnelle).

Louise Gl.., âgée de 18 ans, a eu sa première attaque à l'âge de 14 ans; elle est dans le service de M. Charcot à la Salpêtrière.

Elle est ovarique droite, hémianesthésique du même côté. — Nous l'avons vue dans plusieurs de ses attaques hystéro-épileptiques.

C'est cette malade qui présentait une forme particulière de chorée hystérique dont M. Charcot a entretenu ses auditeurs dans sa conférence du 11 novembre de l'année dernière et que le professeur a ainsi caractérisée :

Hémichorée systématique du côté droit, chorée malléatoire, chorée rhytmique, hystérique, natatoire, saltatoire.

Louise Gl..., pendant deux jours après ses attaques, quand ces attaques, dit-elle ont été incomplètes, a des troubles de la vue. Elle voit de temps en temps les personnes et les objets doubles, parfois une moitié de la personne qu'elle regarde disparaît, elle n'en voit que le buste et la tête.

Elle est amblyopique de l'œil droit et son amblyopie consiste en une diminution de champ visuel pour les objets et les couleurs. Elle distingue toutes les couleurs de l'œil droit et de l'œil gauche.

L'expérience suivante faite au moyen du métal par M. Charcot démontre que chez Gl..., la rétine est plus sensible au rouge et au bleu qu'aux autres couleurs de la *gamme.*

28 décembre 1877 A. *Achromatopsie partielle* après une application d'or sur le front et la tempe droite, les couleurs sont présentées 20 fois et l'œil droit perd :

1° Le violet simple, pâle, foncé, qui est vu blanc (1re, 10e, 13e et 17e fois).

2° Le vert (7e fois).

3° Le jaune, pâle et foncé (3e, 5e, 6e 9e, 14e et 15e fois).

L'œil droit conserve et affirme.

4° Le rouge et le rose (4e, 12e, et 16e fois).

5° Le bleu (2e, 11e, 18e, 19e, 20e fois).

Durée de l'expérience, 20 minutes environ.

8 janvier 1878. — *Nouvelle expérience.* — Application d'or de 20 minutes sur le front et la tempe droite après lesquelles la malade accuse un fort mal de tête.

A. *Achromatopsie partielle.* — Les couleurs sont présentées 7 fois et l'œil droit perd :

1° Le violet (7e fois), blanc.

2° Le vert (2° fois).
3° Le jaune (5° fois).
4° Le bleu (3° fois).
L'œil droit conserve et affirme.
5° Le rouge (1re, 4e, et 6e fois).

Observation XI (Personnelle).

La nommée Wittm..., âgée de 18 ans, est une malade du service de M. Charcot. Elle a eu sa première attaque en janvier 1877, époque à laquelle elle était fille de service à la Salpétrière. — Elle a eu depuis de nombreuses attaques très-caractérisées d'hystéro-épilepsie auxquelles nous avons assisté pour la plus part.

Ovarique double, il y a prédominance de l'ovarie à droite avec anesthésie généralisée et troubles sensoriels plus accusés du même côté.

La diplopie et d'autres troubles de la vue tenant au spasme de l'accommodation lui annoncent qu'elle va avoir des attaques huit jours auparavant.

C'est à la suite de ces attaques que la vue commença à s'affaiblir d'une façon progressive jusqu'à se perdre pour l'œil droit.

En effet, en promenant la main devant cet œil on constate que la malade ne conserve que la notion du jour et de la nuit ; elle voit une ombre.

La vue pour les objets étant abolie, un objet que l'on passe devant le même œil ne peut être suivi dans ses mouvements par le globe oculaire.

Le noir et le blanc sont confondus.

La perception d'aucune couleur n'est conservée.

M. le docteur Galezowski qui a fait un examen de la malade a trouvé une diminution concentrique du champ visuel à gauche. — A droite l'insensibilité est complète. — A l'ophthalmoscope aucune lésion ne se voit à droite comme à gauche.

Les pupiles sont égales et contractiles. — Les conjonctives sont insensibles à droite et à gauche. — Les deux cornées ont conservé leur sensibilité.

Wittm..., Offre cette particularité remarquable d'être très-sensible à l'application de l'or. — Ce métal produit chez elle un effet presque immédiat. Aussi a-t-elle été très-souvent choisie par M. Burq pour les expériences concernant les effets des applications métalliques chez les hystériques.

M. Charcot a fait sur elle des expériences très-intéressantes au point de vue de l'achromatopsie hystérique.

Il est encore à remarquer chez Wittm... que le rouge est une couleur dont la perception domine celle des autres, elle tient la place du bleu contrairement à ce qui existe le plus souvent.

Expérience du 8 janvier 1878. — L'œil droit ne distingue aucune couleur. Une application d'or est faite sur le front et la tempe droite, elle dure 3 minutes. — Les couleurs sont ensuite présentées 66 fois à la malade.

A. *Dyschromatopsie métallique :*

L'œil droit voit mais n'affirme pas :

1° Le rouge (16°, 19°, 25° fois).
2° Le jaune (21°, 26° fois).
3° Le violet (27°, 30°, 31° et 36° fois).
Antérieurement ces couleurs ne se voyaient pas.

B. Retour des couleurs :

L'œil droit voit et affirme :

1° Le rouge (34° fois).
2° Le jaune (33° fois).
3° Le bleu (32° fois).
4° Le vert (35° fois).
5° Le violet (37°, 38°, 39° fois).

C. *Dyschromatopsie et achromatopsie de retour* (métallique).

L'œil droit ne voit pas :

1° Le violet (42°, 44°, 47°, 52° 64° fois).

2° Le vert (45°, 48°, 50°, 54°, 64° fois), d'abord ne s'était pas affirmé (40°, 41° fois).

3° Le bleu (56° et 61° fois).

4° Le jaune (57°, 59° fois).

5° Le rouge (66° fois). Il se voyait encore (43°, 46°, 49°, 51° fois). Ne s'affirmait plus (53°, 55°, 58°, 60°, 62° fois).

FRÉQUENCE. — MARCHE ET COINCIDENCE DES TROUBLES VISUELS AVEC LES AUTRES ACCIDENTS DE LA DIATHÈSE.

La fréquence de l'anesthésie rétinienne dans l'hystérie par rapport aux autres anesthésies sensorielles a été nettement établie par M. Briquet dans la statistique que nous trouvons dans son traité, et que nous reproduisons ci-après :

Sur 93 cas d'anesthésies sensorielles :

Tous les sens étaient atteints................. chez	58
Un des yeux..................................	16
Une des oreilles.............................	3
Une moitié de la bouche	1
Un œil et la narine correspondante.......	5
Une narine et la moitié correspondante de la bouche.	2
Un œil, une narine et une oreille................	4
Un œil et une moitié de la bouche	4
Une oreille, une narine et une moitié de la bouche..	4

On voit qu'une large part est faite dans ce relevé à la perversion et à l'abolition du sens de la vue, ce qui est d'accord avec ce que nous observons dans le service de M. Charcot ou toutes les hystériques et hystéro-épileptiques sont amblyopiques ou amaurotiques pendant un temps dont la durée très-variable est sous la dépendance des évolutions brusques de la maladie, Il faudrait, je n'en doute pas, pour compléter la statistique de M. Briquet, ajouter aux as qu'il a observés, ceux où une mensuration du champ visuel pour les objets et les couleurs pourrait seule révéler une amblyopie, les malades dans ces cas pouvant tout distinguer quoiqu'il existe dans un œil une diminution considérable du champ de la vision pour les objets et les couleurs.

La fréquence n'est pas moindre pour les troubles oculaires qui tiennent à l'excitation de l'encéphale, de la rétine, de l'accommodation, des muscles moteurs de l'œil, quand ils se montrent comme phénomènes passagers. On les voit au contraire très-rarement comme phénomènes persistants.

Il importe pour se rendre bien compte des troubles oculaires en général de déterminer les circonstances au milieu desquelles ils se montrent dans le cours de la maladie. Il importe aussi de rechercher les rapports qui peuvent exister entre eux et les autres accidents hystériques au point de vue des formes sous lesquelles ils se manifestent.

1° Pendant l'aura d'une attaque d'hystérie ou d'hystéro-épilepsie et à titre de phénomènes prémonitoires : la diplopie, la sensation d'un œil devenu volumineux, des brouillards, des sensations lumineuses suivies de scotome, s'accompagnant de sifflements d'oreilles, de vertiges, suivront les crampes, les spasmes musculaires que les malades éprouvent dans les membres ainsi que l'hyperesthésie ovarienne, la boule épigastrique, les palpitations cardiaques; l'explosio de l'attaque sera immédiatement précédée du nystagmus et des contractions spasmodiques des paupières.

2° Pendant une attaque d'hystéro-épilepsie, les hallucinations et les illusions de la vue s'accompagnant de celles de l'ouïe et pouvant à elles seules constituer la période délirante, viendront après les périodes épileptique, convulsive et de contorsions.

Ce sont là des phénomènes qui indiquent que l'innervation dans ces moments est surexcitée et il semblerait qu'après ces attaques violentes où elle aurait subi de si fortes secousses, comme dans l'hystéro-épilepsie, il doit se produire une sorte de réaction en vertu de laquelle on voit la paralysie, l'anesthésie le plus souvent partielle exister pendant un temps plus ou moins long.

L'anesthésie rétinienne se produit dans les mêmes conditions, coincide généralement avec la paralysie et l'anesthésie, disparaît avec elles soit spontanément, soit sous l'influence d'une attaque, soit avec les progrès de l'amelioration.

L'hyperesthésie rétinienne se voit rarement à l'état permanent, dans le cas que relate l'obs. I, elle coincidait avec la contracture et l'hyperesthésie cutanée.

Qu'il y ait excitation ou dépression de la sensibilité spéciale de l'œil, il existe toujours un concours de phénomènes cérébraux absolument identiques: névralgie faciale, sifflements d'oreilles, clou hystérique, vertiges, dans les cas d'hyperesthésie ; perversion ou abolition de l'ouïe, du goût, de l'odorat, anesthésie faciale dans ceux d'anesthésie rétinienne.

Enfin il y a des troubles de la vue qui se produisent passagèrement et indépendamment de tous les autres accidents hystériques, comme des hallucinations ou des phénomènes de spasmes des muscles moteurs de l'œil et de l'accommodation que l'on peut voir après les attaques qui ont manqué de leur intensité. Ils sont au nombre de ces secousses nerveuses qui se montrent dans le cours de la maladie.

DIAGNOSTIC

Aucun des troubles visuels qui entrent dans notre symptomatologie n'appartient exclusivement à l'hystérie. Ce sont tous des phénomènes qui dans bien des affections se produisent soit par sympathie soit comme conséquence d'altération fonctionnelle et matérielle ; pour en juger on peut consulter les traités d'ophthalmologie qui édifieront à cet égard. Dans certains cas qui peuvent s'offrir au médecin, le diagnostic consistera donc à déterminer si les troubles visuels que nous venons de décrire se rattachent à l'hystérie ou à toute autre affection.

Sur quelle base peut-on établir le diagnostic des troubles visuels de nature hystérique? Ce ne peut être sur la coincidence et la nature des autres accidents parce que. d'abord, il existe des cas rares, il est vrai, ou un trouble de la vue est la seule manifestation hystérique appréciable. On peut citer comme exemple celui rapporté par M. le Dr Galezowski, d'une femme qui, à la vue de sa sœur mourante de choléra, éprouva une telle émotion qu'elle perdit connaissance. Au réveil la vue pour les deux yeux était complétement abolie, elle ne la recouvra qu'au bout de quelques jours. On a vu le même phénomène pour un œil ou les deux yeux tantôt se produire, tantôt disparaître à la suite des grandes attaques. Pour ce qui concerne l'amaurose binoculaire le cas cité par Allègre en offre un exemple frappant. Mais il arrive aussi que certains troubles de la vue peuvent à eux seuls constituer une attaque d'hystérie. Ce sont ordinairement ceux qui dénotent un état d'excitabilité de l'innervation, qui s'accompagnent toujours de phénomènes cérébraux et peuvent précéder, suivre une attaque d'hystérie ou d'hystéro-épilepsie ou même avoir de la durée. Ce sont ces troubles de la vue qui tiennent aux muscles moteurs de l'œil, à l'accommodation à l'hyperesthésie rétinienne, à l'exaltation encéphalique traduite par les hallucinations, les illusions et le délire. D'un autre côté l'existence des accidents nerveux concomitants ne peut offrir une base au diagnostic puisque dans d'autres affections l'amblyopie et l'amaurose sans lésion visible à l'ophthalmoscope peuvent s'accompagner d'un cortége de symptômes absolument identiques à ceux de l'hystérie. C'est ainsi que dernièrement nous observions avec le Dr Galezowski dans le service du professeur Vulpian à la Charité, un homme de 20 à 25 ans qui, à la suite d'une chute d'une certaine hauteur, avait de fréquentes attaques d'épilepsie. Ce malade présentait de l'hémianesthésie parfaitement limitée sur tout le côté gauche, perte du goût, de l'odorat, de l'ouïe à gauche, amblyopie avec dyschromatopsie et achromatopsie partielle du même côté, sans lésion appréciable à l'ophthalmoscope ; ajoutons que l'électricité atténuait sensiblement ces phénomènes. On voit déjà que l'on ne peut pas s'appuyer sur l'absence des lésions pour établir un diagnostic. Si le cas que nous venons de rapporter démontre qu'il existait une lésion éloignée ou centrale que l'ophthalmoscope ne pouvait révéler, il est des amblyopies et amauroses que l'on ne peut attribuer à aucune lésion centrale, notamment les amblyopies alcooliques et nicotiniques ; pour ce qui les concerne, on peut consulter la thèse d'Apostoli sur les amblyopies et amauroses sans lésion visible à l'ophthalmoscope.

Le diagnostic d'une névropathie oculaire dûe à l'hystérie peut être établi en consultant l'âge, le sexe, les conditions héréditaires, la cause morale ou émotionnelle qui a pu déterminer la maladie, l'état de la menstruation, le concours des accidents nerveux, la loi d'après laquelle M. le professeur Charcot fait de l'hyperesthésie ovarienne le point de départ de leur enchaînement successif. A côté de ces moyens, il en existe un bien plus puissant dont M. Charcot, tirant parti de la découverte de M. Burq, vient de démontrer toute la valeur, c'est de provoquer par les applications métalliques, l'aimant ou l'électricité, la mobilité des accidents oculaires, surtout ceux qui tiennent à la sensibilité rétinienne. On emploiera ce moyen et on s'aidera de la mensuration du champ visuel afin de s'assurer du degré de la maladie dans le cas ou une hystérique qui voit les objets les plus fins et distingue les couleurs n'accuserait aucun trouble de la vue, quoiqu'il puisse y avoir une diminution considérable du champ visuel et un rétrécissement très-accentué des zones chromatiques.

Quand il s'agit de phénomènes hystériques on ne saurait oublier la simulation contre laquelle on doit se prémunir au point de vue des troubles oculaires comme pour tous les autres accidents de la diathèse. Les troubles tenant à l'anesthésie rétinienne sont plus faciles à simuler et plus susceptibles de l'être, parce que les malades qui assistent dans les hôpitaux aux recherches que fait le médecin sur l'altération des sens savent qu'il existe le plus souvent un affaiblissement de la vue chez les personnes qui ont des attaques de nerfs. D'un autre côté, il est très-commode à celles qui veulent simuler de dire qu'elles ne voient pas. Nous avons vu, il y a peu de temps, à la clinique du Dr Galezowski, une femme de près de 40 ans, qui s'y était présentée sous prétexte qu'elle ne voyait pas de l'œil gauche et qu'elle était insensible de tous les membres du même côté. Cette femme, journalière, avait pu déjà se faire admettre dans bien des hôpitaux de Paris, elle prétendait les avoir quittés parce que, dit-elle, elle déplaisait aux sœurs qui ne la supportaient pas et la forçaient de s'en aller. Elle venait réclamer de M. Galezowski un certificat d'infirmité. L'examen ophthalmoscopique n'ayant rien révélé, M. le Dr Galezowski, recherchant l'insensibilité, lui piqua l'avant-bras gauche au moyen d'une épingle, d'une façon si vive et si inattendue qu'elle ne put s'empêcher de pousser un cri. Avec les détails peu nets qu'elle donnait sur ce qu'elle éprouvait, on eut ainsi la preuve certaine de la simulation.

Le médecin en pareil cas, consultera les conditions au milieu desquelles peut se présenter une amblyopie ou une amaurose, conditions que nous avons énoncées précédemment. Il emploiera les applications métalliques, l'aimant ou l'électricité et l'ordre d'après lequel reviendront ou disparaîtront les couleurs lui permettra de déjouer toute tendance à la simulation.

PRONOSTIC ET TRAITEMENT

On ne peut séparer du pronostic général de la diathèse celui des troubles oculaires. Obéissant aux lois auxquelles sont soumis tous les accidents hystériques, et en vertu même de cette mobilité qui est le caractère principal de ces accidents, ils se montreront pour disparaître brusquement sans cause appréciable, sous l'influence d'une attaque, ou de tout autre cause physique capable de les modifier.

Il n'y a donc pas à s'alarmer même sur l'issue d'une amaurose simple ou double susceptible qu'elle est de disparaître dans les 24 heures comme dans dix ans, pour nous servir des expressions de M. le professeur Charcot.

Le pronostic pourrait cependant s'aggraver dans les cas rares ou une abolition trop prolongée des fonctions de la rétine pourrait amener, comme cela s'est vu, une atrophie de papille déterminée par un défaut de nutrition, ce qui survient dans tout organe qui ne fonctionne plus.

C'est pourquoi, si nous renvoyons le lecteur au traitement général de la maladie pour tous les troubles oculaires de nature hystérique, nous ne saurions trop conseiller au médecin d'avoir recours le plus souvent possible dans les cas d'amblyopie et d'amaurose aux agents physiques qui peuvent amener sinon la guérison, mais provoquer passagèrement un certain degré de nutrition et de fonctionnement.

Dans ces cas, les applications métalliques de M. Burq, l'aimant et l'électricité seront de la plus grande utilité.

INDEX BIBLIOGRAPHIQUE.

POMME et TÉLINGE. — Journal de médecine, chirurgie et pharmacie, 1771.

LOUYER VILLERMAY. — Traité des maladies nerveuses, 1816.

GEORGET. — Recherches sur les maladies du système nerveux, à la suite de sa physiologie, t. II, 1821.

DUBOIS (d'Amiens). — Histoire philosophique de l'hypochondrie et de l'hystérie, 1832.

ALEGRE. — Thèse de Paris, 1833, p. 29.

GEORGET. — Dictionnaire de médecine et de chirurgie pratiques, t. XVI, art. hystérie, 1837.

Hocken. — An exposition of the pathology of hysteria, elucidated by a reference to the origin, diagnosis of hysterical amaurosis. London, 1842.

Macario. — Annales médico-psychologiques, janvier, 1844, p. 62.

Hocken. — Journal de médecine de Schmidt, 1844, p. 246.

Landouzy. — Traité complet de l'hystérie, 1846, p. 25, 83, 119

Schutzemberger. — Recherches sur les causes organiques des affections hystériques. Gazette médicale du 27 septembre, 1846.

Szokalski. — Amblyopie in folge unbefriedigten Gechlechtstriebes. Prag. med. viert jahrschrift, 1846 et 1851.

Brachet. — Traité de l'hystérie, 1847.

Gaussail. — Hémiplégie et cécité hystériques. Mémoires de l'Académie des sciences, t. III, liv. viii.

Mesnet. — Thèse de Paris, 1852, p. 28.

Brierre de Boismont. — Des hallucinations 1852. — Des hallucinations dans l'hystérie, p. 211.

Briquet. — Traité de l'hystérie, 1859, p. 201.

Koch. — Hysterische anæsthesie. Wurtemberg, corresp. Blatt, 1860.

Gerald. — Amblyopa nervosa, 1861,

Lubin. — Journal de médecine et de chirurgie pratiques, 1861, p. 157.

Galezowski. — Th. de Paris, 1865, p. 110.

Fano. — Traité des maladies des yeux, 1866, p. 435.

Lebreton. — Th. de Paris, 1868, p. 60.

Helot. — Th. de Paris, 1870.

Galezowski. — Traité des maladies des yeux, 1872, p. 562.

Apostoli. — Thèse de Paris, 1872.

Svynos. — Th. de Paris, 1873.

Landolt. — Archives de physiologie, 1875, p. 624.

Bourneville et Regnard. — Ichonographie photographique de la Salpêtrière. — Hallucinations chez les hystériques, 1876-1877.

Charcot. — Leçons sur les maladies du système nerveux, recuillies et publiées par Bourneville, 1877.

Charcot. — Conférence sur les troubles de la vision chez les hystériques. Progrès médical du 19 janvier 1878.

Charcot. — Communication à la Société de biologie. Gazette médicale de Paris du 16 février 1878, p. 75, du 23 février, 1878, p. 23.

Galezowski. — Conférence de M. Charcot à la Salpêtrière. Progrès médical du 19 janvier 1878.

Galezowski. — Communication à la Société de biologie. Gazette médicale de Paris du 16 février 1878, p. 85.

TABLE DES MATIÈRES

A. PARENT, imprimeur de la Faculté de Médecine, rue M-le-Prince, 31

PLANCHE I.

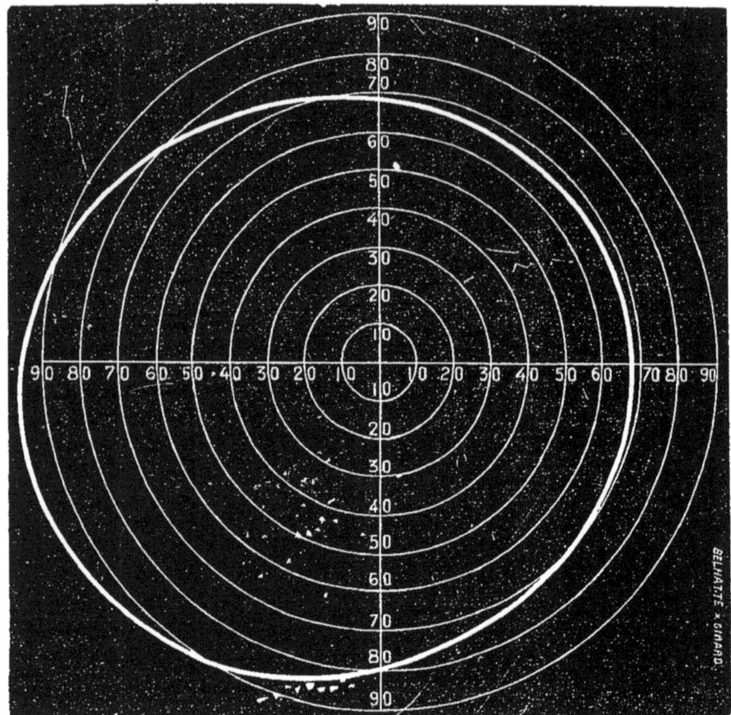

Fig. I.

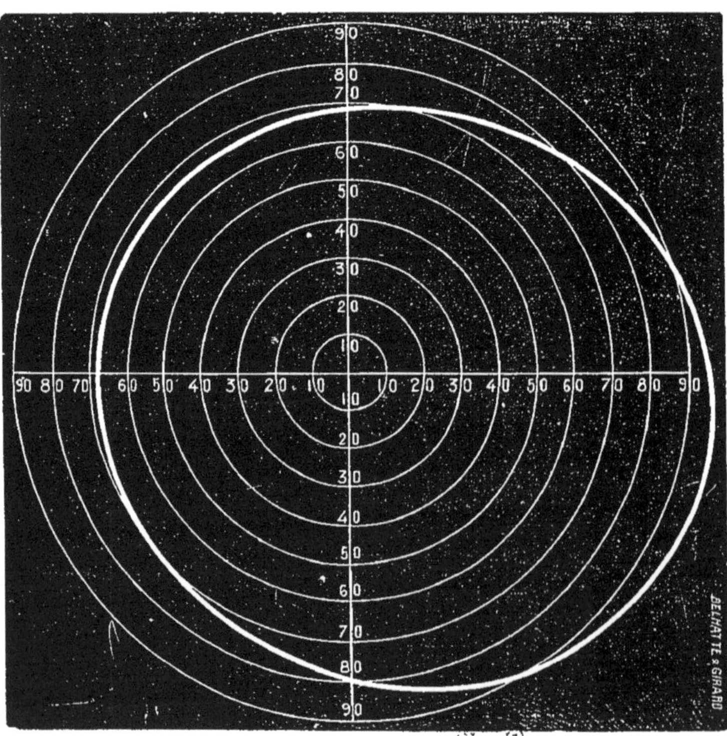

Fig. II.

PLANCHE I.

Champ visuel normal pour les objets. Etendue prise au moyen du périmètre du Dr Landolt, et reproduite suivant la situation de l'individu par rapport à l'observateur.

Fig. 1. Œil droit.
Fig. 2. Œil gauche.

PLANCHE II.

Amblyopie double plus accentuée à droite, accompagnant des phénomènes hystériques plus intenses du même côte. Rétrécissement concentrique du champ visuel mesuré au moyen du périmètre de M. Landolt, chez Mlle Maur... (Obs. 9), pour les objets.

Fig. 1. Œil droit. — De cet œil la malade distingue toutes les couleurs. Elle lit les caractère n° 3 des planches 1 et 2 de l'échelle typographique du docteur Galezowski. Elle distingue de loin (6 m. 1/2) les quatre premiers caractères des planches 15 et 16.

Fig. 2. Œil gauche. — La malade peut lire de cet œil les caractères n° 2 des planches 1 et 2 ; elle distingue à 6 mètres 1/2 tous les caractères des planches 15 et 16 et toutes les couleurs.

PLANCHE II.

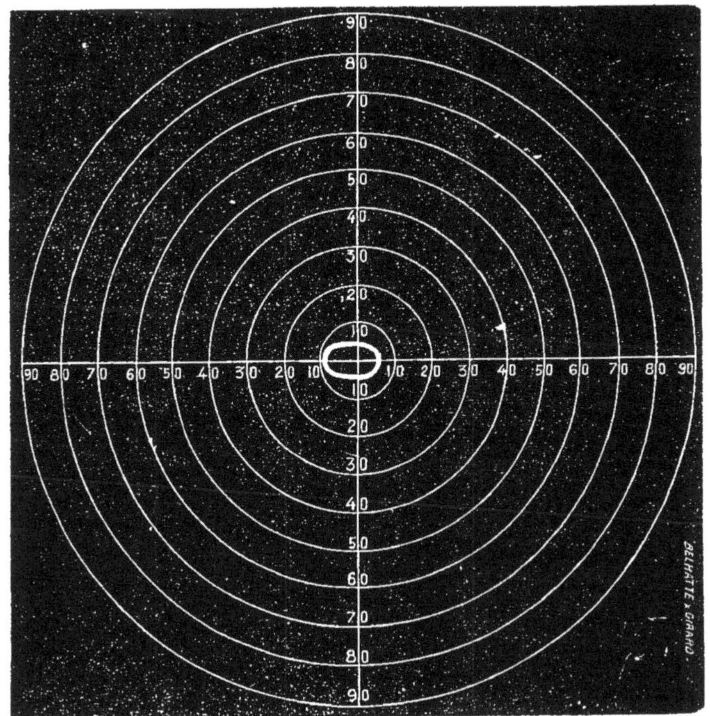

Fig. I.

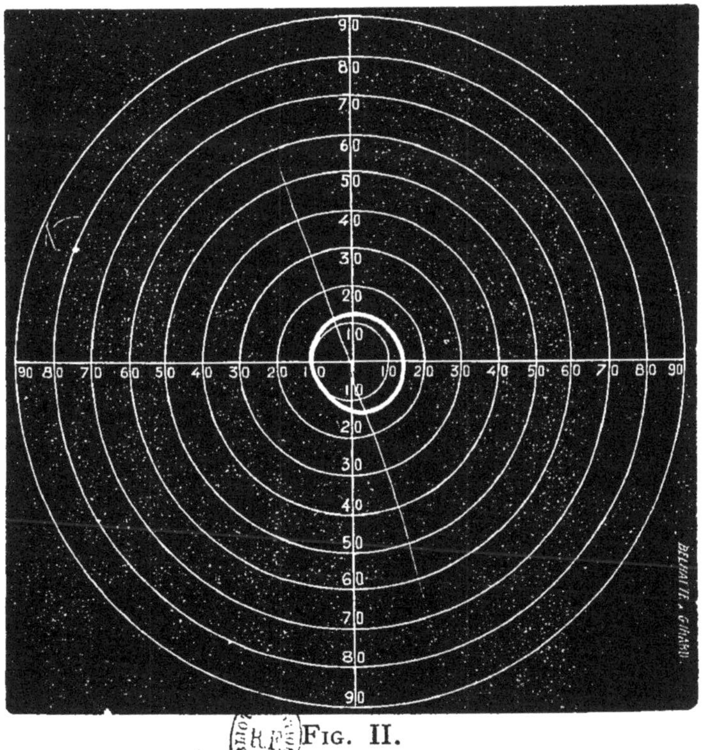

Fig. II.

Pl IX

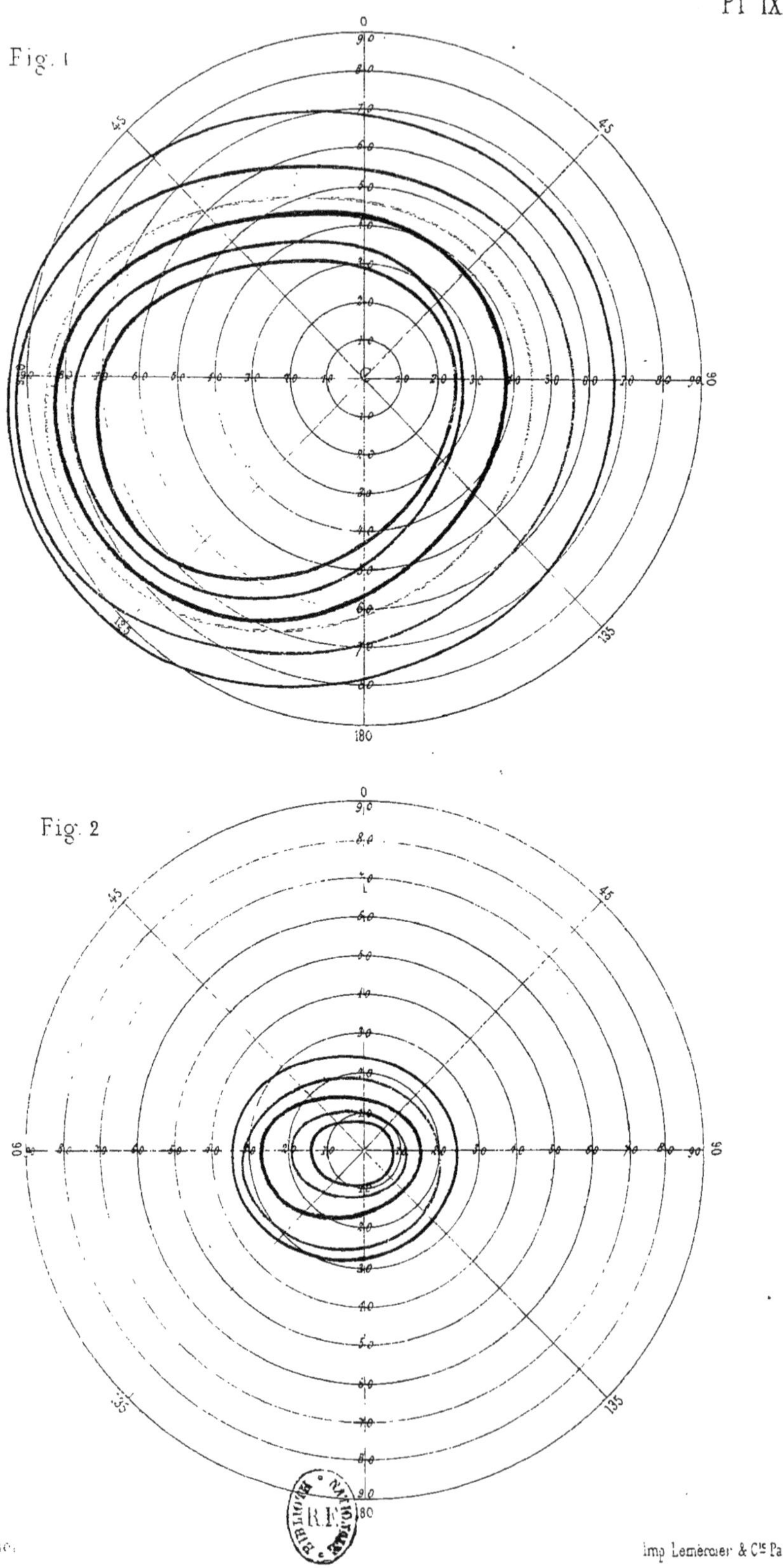

Imp. Lemercier & Cie Paris

PLANCHE III.

(Empruntée au premier volume des leçons sur les maladies du système nerveux (Charcot) et tracée par M. Landolt.

FIG. 1. Etendue normale du champ visuel pour les couleurs. Disposition concentrique des zones chromatiques. — Œil gauche.

FIG. 2. Rétrécissement du champ visuel pour les couleurs dans l'amblyopie.

Paris. — A. PARENT, imprimeur de la Faculté de Médecine, rue M.-le-Prince, 29-31.

www.ingramcontent.com/pod-product-compliance
Ingram Content Group UK Ltd.
Pitfield, Milton Keynes, MK11 3LW, UK
UKHW021223230726
13926UKWH00003B/1198